TREINO GAIA

TREINO GAIA

UMA FORMA NATURAL DE PRODUZIR, PENSAR E RESPIRAR O MOVIMENTO

•••

HÉRICA SANFELICE

Phorte editora
São Paulo, 2016

Treino Gaia: uma forma natural de produzir, pensar e respirar o movimento

Rua Rui Barbosa, 408
Bela Vista – São Paulo – SP
CEP 01326-010
Tel./fax: (11) 3141-1033
Site: www.phorte.com.br
E-mail: phorte@phorte.com.br

CIP-BRASIL. CATALOGAÇÃO NA PUBLICAÇÃO
SINDICATO NACIONAL DOS EDITORES DE LIVROS, RJ

S213t

Sanfelice, Hérica
Treino Gaia : uma forma natural de produzir, pensar e respirar o movimento/ Hérica Sanfelice. – 1. ed. - São Paulo : Phorte, 2016.
128 p. : il. ; 28 cm.

Inclui bibliografia
ISBN 978-85-7655-625-1

1. Exercícios físicos. 2. Saúde. I. Título.

16-35739 CDD: 613.71
CDU: 613.71

ph2413.1

Este livro foi avaliado e aprovado pelo Conselho Editorial da Phorte Editora.

Impresso no Brasil
Printed in Brazil

Ao meu companheiro, melhor amigo e maior incentivador, Carlos, pelo amor, pelo apoio e pela paciência.

À minha família, aos amigos, aos alunos-mestres e à equipe que tornou este sonho possível: à Madu Cabral, pela eficiência e organização; à Estela Bonato e ao Fábio Andrade, pela fotografia; aos modelos dos movimentos, Rubinho Castro, Cilene Sophya Santos e Rafael Bogoni; ao Professor Gilberto Loureiro, pela revisão do conteúdo; e ao Professor Luciano D'Elia, pela inspiração e pela confiança!

APRESENTAÇÃO

Entre as diversas possibilidades de práticas corporais, destaco a atuação de Hérica Sanfelice, uma profissional sempre sensível e conectada com as necessidades biopsicossociais do indivíduo.

Ela desenvolveu um método inovador, o *Treino Gaia*, que nasceu de sua criatividade e com inspiração em diversas fontes, como meditação, BioEnergia, *Yoga* e treino funcional. O método propõe vivências de habilidades motoras simples, como saltar, correr, equilibrar, agachar e arremessar, que, em geral, são realizadas ao ar livre e em contato com a natureza, dando um novo sentido à experiência corporal.

Ressalto, finalmente, que se manter corporalmente ativo é algo fundamental na qualidade de vida de todo indivíduo, em qualquer idade. As atividades físicas oferecem benefícios à saúde e habilidades que nos auxiliam a lidar com os complexos desafios que a vida contemporânea nos impõe.

Danilo Santos de Miranda
Diretor Regional do Sesc-SP

SUMÁRIO

INTRODUÇÃO

Onde acaba o corpo e começa a mente? Onde acaba a mente e começa o espírito? Não podem ser divididos, pois são inter-relacionados, são diferentes aspectos da mesma consciência divina que preenche todos eles.

B. K. S. Iyengar (2005)

Sobre os benefícios do movimento no corpo há um consenso. Porém, os meios de desenvolvimento da nossa condição física é que me levaram a idealizar um método que integrasse o ser como um todo – corpo, mente e energia.

O *Treino Gaia* é fruto de anos de estudo e dedicação e, embora não haja nada de novo no movimento humano, proponho aqui uma nova abordagem de desenvolvimento das nossas capacidades e habilidades.

A cultura do corpo pelo corpo, em algum momento, deixou de fazer sentido para mim. Esse questionamento teve início ao aprofundar-me no conhecimento do *Yoga*, seguido da *Ayurveda*, da Biopsicologia, da Psicossomática, da Biologia, da Antropologia e da Filosofia.

Do ponto de vista biológico, seres humanos são animais – embora muitas vezes nos coloquemos em uma posição superior em razão do desenvolvimento do nosso cérebro e, consequentemente, do intelecto. A negação dessa nossa condição primordial tem gerado inúmeras consequências na saúde física, mental e emocional.

A religião, a economia e a política foram grandes responsáveis pela repressão da nossa expressão e espontaneidade. Digo aqui que esse desvio de comportamento foi aprendido, é fruto de uma sociedade patriarcal e controladora e vai contra os nossos instintos.

O corpo também é considerado limitante quanto à realização espiritual, e vem sendo mortificado pela Igreja desde o início da Idade Média, com práticas que negam o prazer e enaltecem a dor e a disciplina ferrenha, para se viver de forma virtuosa e santa. "*No pain, no gain*" (sem dor, sem ganho) é um clássico que escutamos no treinamento.

A ciência e o pensamento cartesiano, amplamente aceitos no Ocidente, dividiram o ser em corpo e mente, e subestimaram o primeiro ao simples funcionamento mecânico.

A especialização do gesto, sem compromisso com o desenvolvimento integral para alcançar um objetivo, confirma a teoria maquiavélica de que os fins justificam os meios. Deixam-se de lado, muitas vezes, a moral, a ética, a saúde, os relacionamentos e nos privamos de algo ainda mais valioso e sutil: viver o momento presente. A busca por resultados a qualquer custo gera desequilíbrios que serão compensados: vícios, compulsões, depressão, ansiedade e distúrbios emocionais, metabólicos e musculoesqueléticos dos mais diversos.

Sim, há conhecimento sobre os benefícios da atividade física, porém, não fica difícil concluir o porquê de muitos considerarem o movimento uma simples obrigação, um sacrifício: no mais profundo de nós, esse é apenas um sintoma da desconexão com a natureza e do fato de não nos apropriarmos do nosso poder humano que nos foi socialmente retirado.

Não nos movimentamos para ficarmos mais fortes, mais bonitos, mais saudáveis ou para ganharmos uma competição. Movimentamo-nos simplesmente porque seres humanos são movedores naturais: engatinhamos, andamos, corremos, levantamos, rolamos e giramos, escalamos, saltamos, equilibramos-nos!

Sentimos prazer em dominar o corpo no espaço, em interagir, em usar nossas capacidades e em absorver a energia do ar e da terra.

Nesse contexto, Treino Gaia é um método para reconquistar o prazer do movimento, a espontaneidade, o gesto natural, a brincadeira e a conexão com o momento presente, para, assim, resgatar a liberdade de ser aquilo que se é: entre anjos e macacos.

1 TREINO GAIA

Treino Gaia é um método orgânico de Educação Física para desenvolvimento integral do ser humano por meio dos movimentos naturais da nossa espécie, do treino da mente e do equilíbrio da BioEnergia.

Gaia é a deusa da Terra na mitologia grega. Para os místicos, ela é o espírito da Mãe Natureza. Inspirada nesse nome, nos anos 1970, surgiu a *hipótese Gaia*, que considera a Terra um organismo vivo e inter-relaciona bioquimicamente todos os seres que nela habitam.

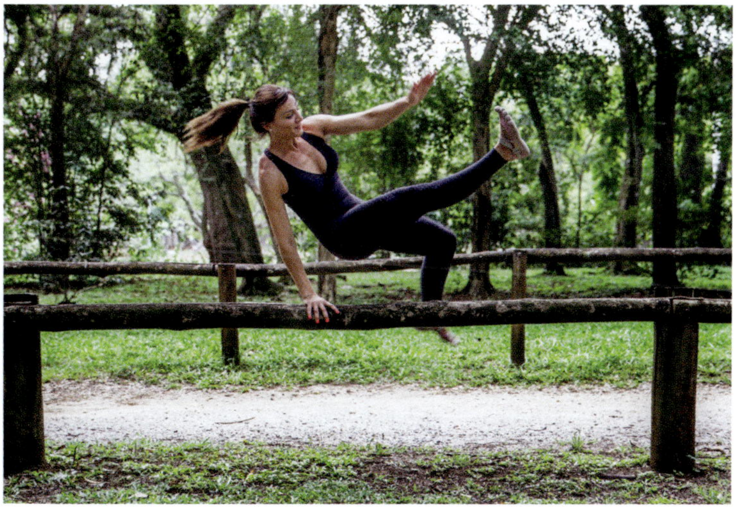

Nesse contexto, há uma inteligência que sustenta a vida na Terra e nos conecta. Existe uma espécie de simbiose – uma associação biológica favorável às partes que a compõem – entre todos os seres vivos e o meio ambiente.

Com base nessa ideia e fortemente influenciado pelo pensamento iluminista do século XVIII, o treinamento aqui proposto sugere um retorno à natureza, exalta a importância do ar livre, dos exercícios corporais em pleno ar e sol, da negação dos excessos de conforto, do abandono de prazeres passivos artificiais e da aceitação da nossa condição humana.

A felicidade e o bem-estar dependem da maneira como experimentamos o mundo. Estar vivo significa relacionar-se consigo mesmo, com o outro e com a natureza. Portanto, a qualidade das nossas relações determina também a nossa qualidade de vida.

Além do bom condicionamento físico, essa prática desenvolve a consciência e a liberdade de expressão, a autonomia, a ética, a interação com a natureza e a educação ambiental.

Permeiam-se os seguintes pilares, relativos ao treino do corpo, da mente e de energia, respectivamente:

natureza do movimento

bioenergia

naturalmente

Natureza do movimento: fundamentos e técnicas utilizadas no treino natural e orgânico, com base nas habilidades motoras humanas e nas tarefas funcionais do movimento:

- *habilidades locomotoras*: transportar o corpo de um ponto a outro no espaço (marcha, corrida, saltos, quadrupedia, escalada);
- *habilidades manipulativas*: colocar ou receber força de um objeto (levantar, carregar, lançar, receber, arremessar);
- *habilidades de estabilização*: equilíbrio do corpo em situações de movimento estático ou dinâmico (equilibrar-se, flexionar e estender, girar, realizar posições invertidas).

BioEnergia: equilíbrio de energia que conecta o corpo e a mente, por meio de técnicas de Yoga e *Chi Kung*.

NaturalMente: técnicas de respiração, atenção, concentração, meditação, relaxamento. Várias técnicas contidas nesse pilar vêm do *Yoga* e da *Ayurveda*.

A Cultura do Movimento, na qual se insere o método, reconhece a Educação Física não como algo mecânico, mas, sim, como uma disciplina que integra o corpo em todos os seus aspectos (as áreas afetiva, social, cognitiva e motora), a natureza e a cultura. Promove a educação do corpo e do movimento para a diversidade, formando o cidadão que vai reproduzi-la e transformá-la para usufruir da atividade física em benefício de sua qualidade de vida. Consequentemente, a Cultura do Movimento contribui para o desenvolvimento integral – moral, social e cultural – saudável do ser humano por meio das interações com o meio e com o outro.

Embora a saúde e o bem-estar sejam as metas de muitos indivíduos que buscam programas de condicionamento físico, vale ressaltar que saúde não é somente ausência de doenças, mas está intimamente relacionada ao nível de energia do indivíduo, integrando todos os seus aspectos: físico, emocional, mental, social e espiritual.

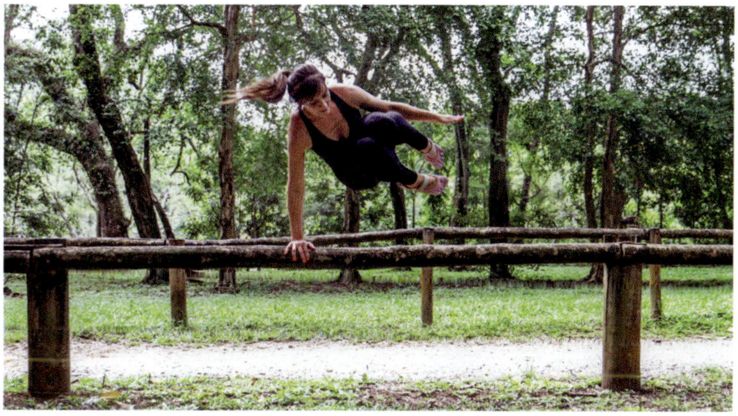

PRINCÍPIOS

O Treino Gaia é vantajoso por seguir os *princípios* a seguir relacionados.

Prazer e ludicidade

"Se não é divertido, não é sustentável". A atividade física é comumente vista como algo desagradável, um remédio, uma obrigação. Isso ocorre porque, em algum momento, houve um rompimento da espontaneidade. É importante que a atividade proposta seja realizada de forma prazerosa, que resgate a brincadeira e o lúdico. Sentimos prazer em dominar o próprio corpo e superar desafios, mas estes devem ser dosados para se tornarem um estímulo, e não um fator estressante e desmotivante.

Simplicidade

Viver de forma artificial gera desequilíbrios que serão compensados com excessos: todos os tipos de vícios e de compulsões. O simples e o natural nos aproximam da nossa essência. Num mundo onde valorizamos o extraordinário, negligenciamos o simples. Então, o extraordinário é fazer o simples bem-feito.

Universalidade

As habilidades são as mesmas tanto para homens quanto para mulheres, tanto para crianças quanto para jovens, adultos ou idosos, respeitando o nível de desenvolvimento motor de cada um e adequando-se a esse nível. O treino é para todos que tenham um corpo humano.

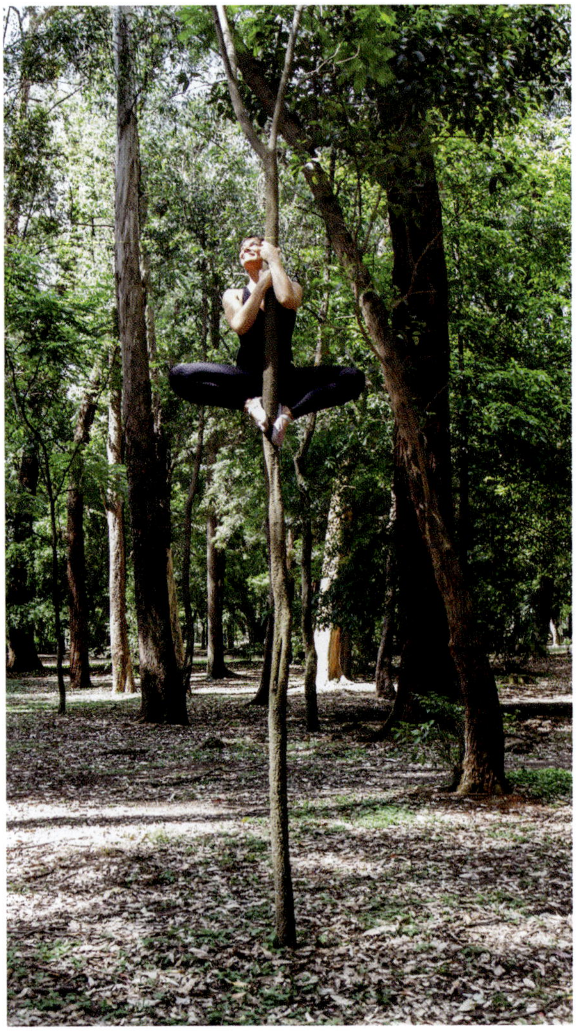

Evolucionário

O desenvolvimento ontogenético do sistema nervoso central do ser humano passa pelas mesmas fases de evolução filogenética das espécies. Com base nessa compreensão, afirma-se que condensamos informações ancestrais no nosso cérebro trino: reptiliano, límbico e neocórtex. Portanto, o padrão de evolução do movimento deve passar por todas as fases de desenvolvimento: fase do movimento reflexo, do movimento rudimentar, do movimento fundamental e do movimento especializado das habilidades simples até as mais complexas, do rastejar ao correr. A psicomotricidade admite que o não desenvolvimento de padrões de movimento gera uma série de distúrbios no cérebro e na formação integral do indivíduo.

Geral

O método contextualiza o treinamento de forma global e não específica, priorizando nossas habilidades naturais e a qualidade dos movimentos.

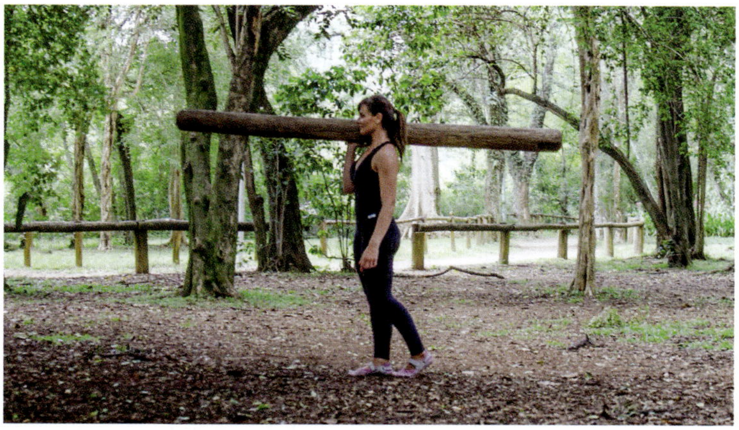

Trabalhar todas as aptidões de forma equilibrada favorece as bases gerais do treinamento inespecífico, o qual vai de encontro a um comportamento limitado que reduz a capacidade do homem e o leva a uma redução de experiências e comportamentos. A generalidade do treinamento também impede os fenômenos de estagnação como formação de platô, típica de um treinamento muito direcionado. Não se contrapõe à especialização, mas serve como pré-requisito, compreende que um corpo deve ser desenvolvido de forma geral e que o aprendizado é contínuo. Além disso, impede o desequilíbrio musculoesquelético e funciona, em longo prazo, na profilaxia de lesões e no desenvolvimento da bilateralidade. O condicionamento é uma consequência que virá da prática progressiva, com o aumento da intensidade, do volume e da complexidade dos exercícios.

Assim, o método é especialmente indicado para crianças e adolescentes, mas também indicado para pessoas que, por algum motivo, não obtiveram uma formação motora variada e consistente.

Instintivo

Embora o treino das habilidades envolva técnicas para desenvolver a eficiência dos movimentos, eles são instintivos, ou seja, são naturais da nossa espécie. Instintos são esquemas de comportamentos herdados que pouco variam de um indivíduo para outro. Obedecem a uma sequência temporal, são pouco suscetíveis de alteração e parecem ter uma finalidade. Técnicas ajudam na reorganização motora para que o corpo volte a se mover naturalmente, conforme suas capacidades evolutivamente conquistadas.

Adaptabilidade

As condições mutáveis de ambiente fazem que realizemos ajustes nos padrões de movimento para nos adaptarmos às demandas da situação. Atividades ao ar livre e em ambientes naturais são propícias para gerar esses estímulos, porém, é possível recriar situações e proporcionar variedade de movimentos mesmo por meio de pequenos ajustes em ambientes mais controlados. Atividades em dupla ou em grupo estimulam não somente o comando cinestésico do corpo, mas, também, o visual e o auditivo. Mudança de eixos e planos, de materiais, de texturas ou mesmo da velocidade de execução do movimento nos permitem estimular a plasticidade do movimento.

Praticidade

Compreende a aplicabilidade prática do movimento. Na medida do possível, deve-se colocar o indivíduo diante das dificuldades reais como forma de significar o conhecimento. Pode-se simplificar o gesto natural e real, para torná-lo mais seguro para a prática, por meio da utilização de diversas metodologias de ensino e estratégias, mas priorizando sempre a qualidade de execução para construção de uma estrutura neuromotora sólida, relacionando a informação com o propósito do movimento.

Mindfulness

Esse termo, emprestado do inglês, pode ser traduzido como "atenção" ou "consciência plena". Resume-se em cultivar a atenção em aspectos internos e externos da mente. É muito difícil concentramos nossa mente em uma única tarefa. Enquanto dirigimos, falamos no celular; enquanto nos exercitamos, assistimos à televisão; enquanto trabalhamos, pensamos no fim de semana. Cultivar o foco no aqui e agora, no ambiente, nas sensações e emoções, nos pensamentos e movimentos requer disciplina e esforço.

Integração com a natureza

Elementos da natureza são importantes para maximizar os efeitos de bem-estar e felicidade. Estudos recentes comprovam os efeitos fisiológicos e psicológicos de interagir com a natureza, como diminuição de hormônios relacionados ao estresse de batimentos cardíacos, de sintomas de ansiedade e depressão; aumento da memória, da atenção e da criatividade.

Interações sociais

Relações sociais desempenham um forte papel na saúde integral. Pesquisas nas áreas de sociologia, psicologia e psiconeuroimunologia relacionam a qualidade das nossas relações ao funcionamento do sistema imune. A ligação social é importante para os seres humanos desde tempos ancestrais: propiciam senso de pertencimento, de segurança e de conforto. Atividades amistosas em grupo nos ajudam a viver melhor e por mais tempo.

Criatividade

Estimula a curiosidade, a imaginação e a ação criativa por meio da linguagem, de desafios motores, da brincadeira, da confecção de materiais, da arte, da socialização e da expressão.

Naturalidade

Utiliza elementos da natureza, de preferência, os materiais mais naturais e orgânicos possíveis. Prioriza o treino com pés descalços ou tênis mínimos, e com roupas leves. Evita toda artificialidade.

Expressividade

Busca a expressão própria, a elegância no gesto e a liberdade do movimento.

Autonomia

Mantém a capacidade funcional do corpo e a autonomia por meio da atividade física, retarda e ameniza efeitos do envelhecimento, doenças crônicas, riscos de lesões e quedas. Não abrange somente os aspectos físico e motor, mas também biopsicossociais. Sugere uma atuação criativa, multidisciplinar e integral, englobando atividades sociais, cognitivas e físicas.

Eficiência do movimento

Promove a eficiência mecânica e metabólica, de modo a evitar esforços e gastos energéticos desnecessários ou qualquer tipo de lesão.

Ações coerentes

Busca a integralidade do ser. Nenhum ato, por mais singelo e banal, está desvinculado de uma rede de ações. Buscar a sustentabilidade ecológica significa também sustentar ações que promovam o bem-estar interno.

Positividade

A felicidade e o bem-estar dependem da maneira como experimentamos o mundo. Promover experiências de sucesso com desafios compatíveis à capacidade de resolução de tarefas gera sensação de satisfação e realização.

Destacar as potencialidades de cada indivíduo e comemorar as pequenas vitórias com reforço positivo ajudam a construir autoestima e autoconfiança.

Cooperação *versus* Competição

O fenômeno da competição é cultural, não é natural. Faz-se necessário criar um ambiente amistoso para favorecer as interações sociais. O individual não se contrapõe ao social, mas agrega: cada um deve obedecer a seu próprio ritmo a suas próprias capacidades. É pretendido que se individualize o treinamento, para se obter melhor rendimento e aperfeiçoamento pessoal, evitando, contudo, comparações.

Desenvolvimento integrado

Desenvolve a tríade "corpo, mente e energia", interligando cada um desses elementos.

Estilo de vida

É a forma pela qual uma pessoa vivencia o mundo e, em consequência, se comporta e faz escolhas. Dos hábitos, criamos rotina: alimentação, atividade física, sono, lazer e descanso fazem parte dela. Nessa linha, o Treino Gaia promove um estilo de vida mais natural, orgânico e saudável.

Autoconhecimento e consciência

Promove a auto-observação, o autoestudo, a consciência do corpo-mente e do movimento, bem como a consciência ecológica.

Embora o Treino Gaia seja uma compilação de gestos naturais que, teoricamente, todos os seres humanos sabem fazer, a prática mostra o contrário. Até mesmo para desempenhar movimentos instintivos, temos que desenvolvê-los: estimular as habilidades, reaprender ou mesmo reeducar padrões. Por meio de técnicas, reconhecemos os danos das restrições impostas pelos hábitos inconscientes, das limitações geradas pelo estilo de vida moderno e do repertório de movimentos empobrecidos em detrimento da busca do conforto e das diversões artificiais.

No processo de tomada de consciência, podemos superar essas limitações, então, é preciso trazer à consciência a nossa inconsciência. Afinal, só se pode mudar aquilo que se conhece. Num primeiro nível, não sabemos e não sabemos que não sabemos. No próximo, sabemos que não sabemos. Às vezes, sabemos, e nem sabemos que sabemos. E, por fim, é por meio do autoconhecimento que podemos reconhecer padrões inconscientes, e, assim, fazer escolhas – em todos os níveis, dos mais evidentes aos mais sutis. Saber fazer de maneira eficiente, e saber que sabemos, conscientemente.

A percepção do corpo, a execução técnica consciente e eficiente e a auto-observação são elementos fundamentais neste treinamento. O condicionamento físico (força, mobilidade, agilidade, disposição e saúde integral) vem em decorrência do processo.

O foco é viver o *presente*, explorar a liberdade de expressão, sentir prazer em dominar o corpo, e não sacrificá-lo em busca de resultados.

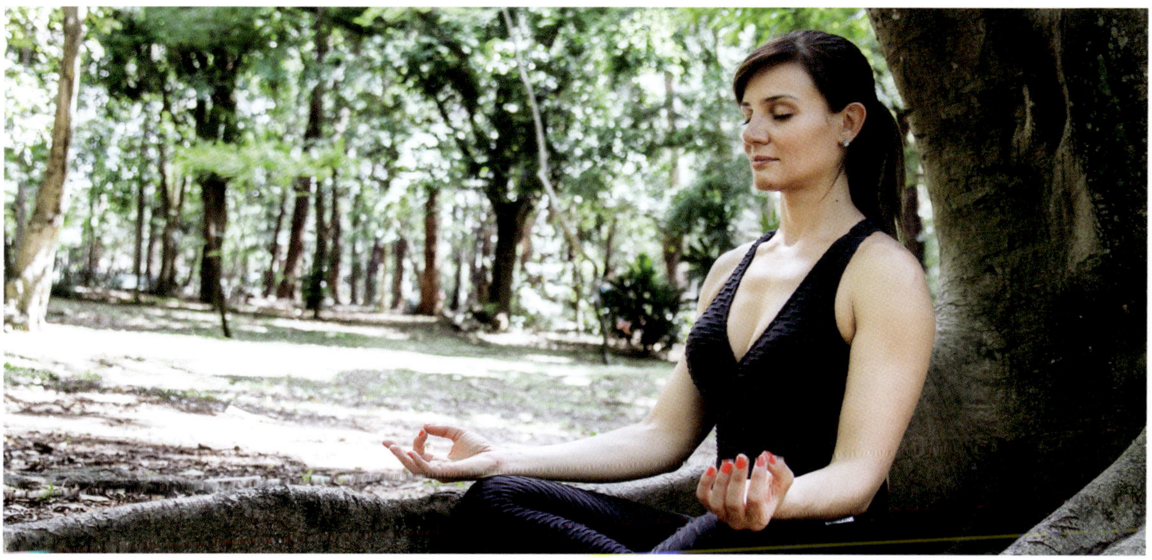

NATUREZA DO MOVIMENTO

2

Ser *natural*, no contexto do treinamento físico, significa mover-se sem qualquer alteração de seu estado normal ou função. Significa que o corpo age com base em um *feedback* sensorial completo de seu entorno, da maneira mais orgânica e natural possível. Todos os nossos *movimentos* têm uma função biológica, e devem ser incentivados para que possamos completar nosso desenvolvimento interrompido por toda artificialidade e excessos de conforto da vida moderna. Somos destinados a realizar aquilo para que fomos feitos: correr, saltar, escalar, rastejar, lançar, dançar, brincar e nos movimentar com liberdade.

O movimento humano é uma necessidade biológica. Um corpo que é privado de mover-se naturalmente, assim como de sono, nutrição e outros padrões biológicos, tende a sofrer sérios comprometimentos. Somos dotados de muitas capacidades, mas temos habilidades atrofiadas pelo desuso.

Para que o corpo se desenvolva na sua integralidade, há de se fazer um resgate da nossa natureza. O corpo é um cosmos, não uma máquina. Nenhuma máquina se compara à inteligência humana: nasceu, cresceu, precisou desenvolver equilíbrio, enfrentou desafios ou relacionou-se conscientemente com seu corpo, porque não tem um corpo para sentir a vida! Assim se dá a nossa jornada na Terra.

O fato é que nossa vida está relacionada à percepção física de estar no mundo – ao desenvolvimento motor, às sensações, à consciência corporal, à ação da força da gravidade, aos processos de mudança que se acarretam pelo tempo.

O ser humano se move instintivamente, sente prazer em dominar o próprio corpo e em relacionar-se com o espaço. A exploração do mundo e das possibilidades motoras estão intrinsecamente relacionadas com o desenvolvimento do cérebro e da inteligência. No entanto, muitos vivem alheios às suas necessidades fisiológicas, até que indicativos de saúde apontem o contrário. Vivemos numa era de facilidades que nos enfraquecem. Assim como animais em cativeiro desenvolvem doenças e se deprimem, nós, humanos, também desenvolvemos doenças de comportamento, como distúrbios metabólicos, biomecânicos e psicoemocionais em nosso *habitat* moderno artificial.

Mover-se não é opcional. É natural. Leva-se também em conta a importância do ar puro, dos raios solares, dos pés descalços e do contato com a natureza.

Resgata-se, assim, a natureza humana dos movimentos que foram desprezados na corrida pós-revolução industrial. A especialização motora com foco em resultados, seja no esporte, seja no desempenho de uma função, trouxe prejuízo aos desenvolvimentos físico, moral e social saudáveis. Nas palavras de Georges Hébert (1875-1957), "A cultura do corpo pelo corpo ou pela dominação por meio da força bruta jamais produziu o belo, o bom nem o educado; ela traz sempre, hoje como ontem, os piores excessos morais e sociais" (Soares, 2003, s.p.).

POTENCIALIDADE, CAPACIDADE E HABILIDADE

Potencialidade é uma característica genética. Já *capacidade* refere-se às qualidades físicas de uma pessoa e pode ser desenvolvida, com um potencial definido geneticamente, o qual pode ser atingido ou não. É a base para o aprendizado motor, e pode ser dividida em:

- *capacidade condicionante*: força, resistência, flexibilidade, velocidade;
- *capacidade coordenativa*: equilíbrio, diferenciação e controle, orientação, combinação e concatenação dos movimentos, reação, ritmo.

Nesse contexto, capacidade é treinável. Por sua vez, *habilidade* refere-se a uma tarefa que pode ser aprendida, a fim de atingir uma finalidade específica.

GRUPOS DE HABILIDADES MOTORAS

As *habilidades locomotoras*, *estabilizadoras* e *manipulativas* serão abordadas mais adiante, neste capítulo, e estão subdivididas de acordo com suas características dominantes:

- equilíbrio;
- marcha;
- corrida;
- saltos;
- quadrupedia;
- escalada;
- lançar e receber;
- levantar e carregar.

O Treino Gaia aborda 8 dos 10 grupos de habilidades humanas natas, relatados por Georges Hébert, criador do Método Natural, que também inclui a natação e as habilidades de defesa na Educação Física Instintiva.

CONCEITOS DE BASE NA EXECUÇÃO DOS MOVIMENTOS

Respiração

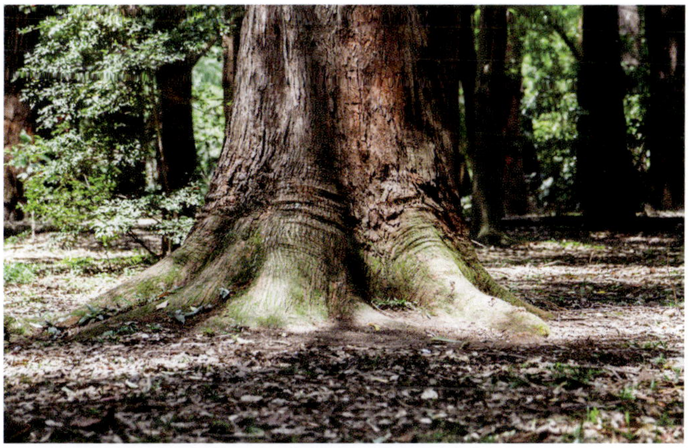

De modo geral, a respiração é encarada apenas como uma resposta à necessidade fisiológica, responsável pela troca entre o ar atmosférico e os pulmões e entre os pulmões e o sangue; pelo aporte de oxigênio e eliminação de gás carbônico no sangue e pelas trocas gasosas entre o sangue e as células do nosso corpo.

Entretanto, processos emocionais conscientes e inconscientes afetam a respiração: medo ou excitação estimulam o sistema límbico, interferindo em seu ritmo e em sua profundidade. Por isso a respiração é considerada um elo entre o corpo e a mente. É uma ferramenta acessível que auxilia o equilíbrio fisiológico, psíquico e emocional.

Seres humanos são os únicos animais capazes de controlar conscientemente a respiração, mas isso acontece somente quando ela deixa de atender as nossas necessidades. O treinamento respiratório traz à consciência seus mecanismos, sua importância e nos permite a apropriação desse poder nato.

Respiração e atividade física

Treinar os músculos respiratórios nos ajuda a respirar com mais facilidade e a desempenhar com mais eficiência tanto atividades físicas da vida diária como esportes de alto rendimento, e envolve técnicas respiratórias, reorganização da postura e estabilização do *core* (centro do corpo).

O diafragma é considerado o principal e único músculo verdadeiramente respiratório, responsável pelo ritmo da respiração. Trabalha em sinergia com músculos intercostais, escalenos, peitoral maior e menor, trapézio, serrátil anterior, esternoclidomastóideo, reto abdominal, oblíquos e transverso do abdome.

A frequência da ventilação e a profundidade têm influência direta no sistema orgânico-metabólico e na execução de esforços na atividade física. Quanto maior o esforço, maior a profundidade ou a frequência da ventilação.

Fatores como a expansão da caixa torácica, da capacidade contrátil dos músculos respiratórios e do diâmetro das vias otimizam a ventilação máxima.

É necessária a coordenação entre os sistemas circulatório e respiratório para otimizar a respiração durante a atividade física. A eficiência das trocas gasosas, da metabolização do oxigênio nas células e da eliminação dos resíduos possibilita a determinação da capacidade de esforço do indivíduo.

A capacidade respiratória não depende somente de fatores mecânicos ou físicos, mas fisiológicos. A eficiência do sistema é embasada em processos metabólicos e em adaptações do sistema cardiovascular. O aumento da ventilação no esforço eleva a concentração de ácidos metabólicos no sangue, tendo como destaque o ácido láctico, que interfere no desempenho do consumo de oxigênio.

O oxigênio se converte em energia durante a respiração, que será reservada em vários compostos químicos, para ser utilizada no:

- *trabalho mecânico*: contração muscular;
- *trabalho químico*: biossíntese das moléculas celulares;
- *trabalho de transporte*: concentração de substâncias químicas nos líquidos intra e extracelular.

Durante a atividade física, há um equilíbrio para que a energia seja utilizada tanto na realização do esforço quanto na manutenção da capacidade funcional. A capacidade do corpo de regenerar *deficit* de oxigênio durante o exercício corresponde a uma maior capacidade de realizar o esforço. Assim, um indivíduo mais treinado é aquele que se recupera mais rapidamente.

A expiração tem papel fundamental na remoção de dióxido de carbono (CO_2) e de resíduos metabólicos das células e do sangue (tamponamento), além de auxiliar no equilíbrio do sistema nervoso e imunológico.

Respiração e propósitos

A técnica respiratória utilizada na descontração muscular e no relaxamento global será diferente da utilizada durante um exercício físico intenso. Pode-se classificar a respiração segundo seus propósitos:

Respiração natural

O propósito é manter a capacidade funcional do organismo, a ventilação e as trocas gasosas.

- *Tipo adinâmica*: em repouso, deitado. A respiração deve ser diafragmática, feita com o corpo relaxado, de maneira natural e livre.
- *Tipo dinâmica*: em vigília, sentado ou em pé. Há maior participação dos músculos respiratórios, pois exige ativação do *core*, estabilização da coluna e é influenciada pela anatomia, postura e ação dos músculos respiratórios.

Respiração forçada

Realizada durante o esforço, provê um maior aporte de oxigênio no corpo. Faz-se necessária uma maior ação dos músculos respiratórios trabalhando em sinergia, para aumento da profundidade ou frequência da ventilação.

Respiração natural reflexa

É realizada com o propósito de liberar tensões e bloqueios no corpo físico e emocional por meio de expirações rápidas e enérgicas. Utilizada amplamente em terapias psicossomáticas. Pode haver formigamento e espasmos musculares em virtude de alcalose respiratória, com baixos níveis de CO_2. A hiperoxigenação leva a um aumento das sensações.

Respiração e sistema nervoso

O corpo reage instintivamente a situações de perigo usando de maneira inconsciente a resposta de "luta ou fuga". Essa reação biológica está presente em todos os animais e contribui para a manutenção da vida no planeta. É uma resposta natural do corpo a qualquer demanda, quando forçado a adaptar-se a mudanças.

Numa situação de estresse, há aumento de pressão arterial, do ritmo cardíaco, do ritmo respiratório, do metabolismo do corpo, do índice de queima de combustível, além de um bombardeio hormonal.

O estresse ativa o sistema nervoso simpático, que, por sua vez, ativa as glândulas suprarrenais. A adrenalina é secretada no sangue, o coração acelera, a respiração fica mais rápida para aumentar o aporte de oxigênio nas células, o fígado usa o glicogênio armazenado e o transforma em glicose para produzir energia instantânea. Se o estresse persistir, as glândulas suprarrenais secretam ainda mais cortisol para queimar a gordura e transformá-la em energia extra para lutar ou fugir. O cérebro entra em estado de emergência e acelera os pensamentos. Os músculos se contraem para proteger o corpo de ferimentos e o sistema imunológico também entra em alerta, para que não haja inflamação em caso de ferimentos.

Esse mecanismo primitivo pode salvar nossas vidas em caso de sobrevivência, porém, somos bombardeados diariamente por problemas pessoais, financeiros, excesso de trabalho, trânsito, cobranças, desafios e todos os conflitos da vida moderna que ativam exatamente o mesmo mecanismo. Na maioria das vezes, a tensão acumulada nos músculos não é liberada e gera problemas tanto físicos quanto psicológicos. O exercício físico é uma ótima maneira de liberar essa energia contida.

Pesquisas evidenciam que a redução voluntária do ritmo respiratório ocasiona uma redução na atividade do sistema nervoso simpático chamada *resposta do relaxamento*, que se opõe ao estado de alerta. Fatores psicológicos, emocionais e comportamentais estão fortemente relacionados ao estresse. Portanto, é possível administrá-lo com base na respiração e em seus efeitos psicofisiológicos positivos no corpo. O Treino Gaia busca formar o indivíduo de maneira integral, nos aspectos físico, psicológico, emocional e social, e enfatiza que é por meio da harmonia interna que se faz possível cultivar a harmonia externa – nas interações e relações sociais.

Biomecânica: *momentum* e impulso

O termo *momentum* significa "momento linear". É o produto da massa pela velocidade, que representa a energia cinética do corpo em movimento, diferente do *impulso*, que mede o produto da força pelo intervalo de tempo ao longo do qual ela age.

O momento linear de um corpo é uma grandeza vetorial. Isso significa que o vetor *velocidade* e o vetor *momento linear* têm sempre a mesma direção e o mesmo sentido.

No movimento, o *momentum* atua de forma a tornar o movimento mais eficiente, sem gastos desnecessários, por meio da transferência de energia realizada pelo sistema conjuntivo.

Fazendo uma analogia, observa-se que, numa partida de bilhar, uma bolinha transfere seu movimento totalmente ou parcialmente para outra. Durante o movimento do corpo na Terra, também se utiliza a força da gravidade como aliada. É importante ter em mente esses conceitos da física, pois eles ajudam a compreender o movimento do corpo no espaço de maneira econômica e eficiente.

Core, *foot core* e *hand core*

Core é o complexo lombopélvico e dos quadris, composto pela interdependência funcional de estruturas passivas (ossos e articulações), ativas (formado por 29 pares de músculos e tendões) e subestruturas neurais (receptores sensoriais nas cápsulas articulares, ligamentos, músculos e tendões) responsáveis tanto pela estabilização do tronco quanto pela mobilidade, produção e redução de força aplicada ao movimento e à manutenção postural.

Já o *foot core system* é um conceito trazido por Irene Davis, pesquisadora de Harvard, para denominar o conjunto de estruturas passivas (ossos e articulações dos dedos, arcos plantares e tornozelos), ativas (tendões e músculos plantares intrínsecos e extrínsecos com origem na perna e inserção nos pés, cruzando o tornozelo) e neurais (receptores sensoriais) responsáveis pela estabilidade e firmeza nas posturas em pé e na força e mobilidade necessárias às diferentes demandas no deslocamento da marcha e da corrida.

Por sua vez, *hand core system* é um termo que surgiu no Treino Gaia para denominar as estruturas responsáveis pela estabilização, força, produção e redução de força aplicada pelas mãos, e incluem as estruturas passivas (ossos e articulações das mãos e punhos), ativas (músculos intrínsecos e extrínsecos das mãos e antebraços, que cruzam os punhos) e neurais (receptores sensoriais).

Protocolos de fortalecimento, flexibilidade e mobilidade desses complexos são comuns em programas de reabilitação. Porém, no treino dos movimentos naturais, faz-se necessário o fortalecimento dessas estruturas antes de qualquer sobrecarga, bem como a estimulação sensorial dos pés e das mãos para o reestabelecimento das funções naturais.

Conexão com o momento presente

O excesso de estímulos agita a mente e a tornam instável e ansiosa. Devemos ocupar o corpo e evitar distrações: conversas desnecessárias, música e comparações. Esse é um ponto muito importante – estar presente, total na ação. Manter o foco, perceber as sensações, a respiração e os *feedbacks* internos possibilitam trazer os movimentos, mesmo os mínimos, à consciência. Por meio dessa presença, interagimos com o meio. Dessa forma, extraímos os máximos benefícios da atividade, diminuindo, também, o risco de lesões. O gesto deixa de ser mecânico para se tornar orgânico.

EQUILÍBRIOS

O *equilíbrio* é a base de todo movimento. Para realizar o simples ato de manter-se em pé (função estática), recrutamos nosso sistema postural, embora inconscientemente. Todo movimento pode ser considerado equilíbrio – sem ele, não seria possível caminhar, correr, saltar, engatinhar, carregar etc.

Manter o equilíbrio num ambiente natural pode ser muito mais desafiador. Superfícies estreitas, instáveis e escorregadias podem tornar os movimentos muito difíceis e arriscados.

Porém, interagir com a natureza tem seus benefícios: requer atenção, concentração e foco extras, além de desenvolver equilíbrio mental e emocional.

A respiração também é uma aliada na execução dessas habilidades.

Ao ampliarmos a consciência da nossa postura no espaço, do toque dos nossos pés e das nossas mãos, da transferência de peso e do deslocamento do centro de gravidade, o equilíbrio também fica mais consciente.

Embora pareça que o treino de equilíbrio não melhora diretamente o condicionamento físico, ele é de extrema importância para melhorar a estabilidade dos três *cores*, ajuda a prevenir lesões, e é um excelente treino de *mindfulness*, de conexão do corpo e da mente, de foco e de paciência.

O controle do equilíbrio leva em consideração cinco elementos:

- **Valor da referência regulada**: posição do centro do corpo em relação à gravidade, determinada pela geometria do corpo.

Dessa forma, o deslocamento de um segmento é acompanhado automaticamente no deslocamento na direção oposta de outro segmento do corpo, visando manter, dentro de limites estreitos, a posição estável do centro de gravidade em relação ao solo. Portanto, a mudança da geometria advém da regulação do centro de gravidade.

- **Esquema corporal postural**: supõe a existência de uma representação interna de três elementos:

- *Representação geométrica do corpo*: proveniente de estruturas neuromotoras que enviam informação ao cérebro do corpo no espaço.
- *Representação de forças de apoio no solo*: sensações cutâneas e proprioceptivas dos pés no solo.
- *Orientação do corpo em relação à vertical*: relacionado a informações multissensoriais.

O desequilíbrio do organismo é informado a partir de três famílias de receptores:

- *Receptores labirínticos*: sensíveis à força da gravidade, às acelerações lineares e angulares, cujas informações são moduladas no nível dos núcleos vestibulares. Essas reações rápidas visam estabilizar a orientação da cabeça e dos olhos, assim, o sistema visual não é perturbado durante o equilíbrio estático ou em situações de locomoção.
- *Receptores visuais*: informam o deslocamento da cabeça e do tronco em relação ao meio ambiente. A partir de informações periféricas, as posições e os movimentos relativos do corpo são codificados.
- *Receptores somatoproprioceptivos*: o sistema proprioceptivo é encarregado de receber, transmitir e integrar as informações relativas aos movimentos e posições dos efetuadores.

O *input* sensorial dos receptores dos fusos musculares, tendões e cápsulas articulares, do periósteo, do tecido conjuntivo é necessário para discriminar a posição e o movimento articular, inclusive a direção, a amplitude e a velocidade, bem como a tensão relativa sobre os tendões, tanto no aspecto geométrico (posição dos segmentos, em relação uns aos outros) como no aspecto dinâmico (impulsos exercidos por meio das articulações).

- **Mensagens detectoras de erros**: o desvio da postura atual pelo valor de referência regulada é medido por uma série de receptores que pertencem aos mesmos órgãos sensoriais dos descritos no esquema corporal postural. A seleção das informações é realizada pelo sistema nervoso central e pode ser chamada de aferência sensorial de vigilância.

- **Ajustes posturais**: o movimento voluntário é precedido e acompanhado por modificações na postura, a fim de manter o equilíbrio ou a orientação dos segmentos corporais.

Consideram-se reações de equilíbrio:

- *ajustes antecipados*: quando calculados para diminuir desequilíbrios do centro de gravidade durante o movimento;
- *ajustes reacionais*: aqueles realizados diante de imprevistos.

- **Estratégias de diferentes grupos musculares que atuam em sinergia**: diante de uma perturbação do equilíbrio, existem diversas maneiras ou estratégias para restabelecer a posição do centro de gravidade:

  - *Estratégias multissegmentares*: movimentos da cabeça, dos quadris e tornozelos, que podem ser ascendentes, descendentes ou mistos.
  - *Vertical gravitacional*: mantém uma referência estável enquanto todo o corpo se move.
  - *Organização temporal dos movimentos laterais da coluna vertebral*: revela uma antecipação dos desequilíbrios contínuos com apoios simples ou duplos inerentes à locomoção.

Equilíbrios estáticos

Aqui estão algumas finalidades para sua aplicabilidade:

- Desenvolvimento de força, estabilidade e controle postural.
- Estimulação dos sistemas vestibular e proprioceptor.
- Ampliação da consciência do corpo, por meio da atenção e da concentração, que permitem integrar corpo e mente, trazendo o indivíduo para o estado de presença (*mindfull*).

A seguir, os tipos de equilíbrio estático.

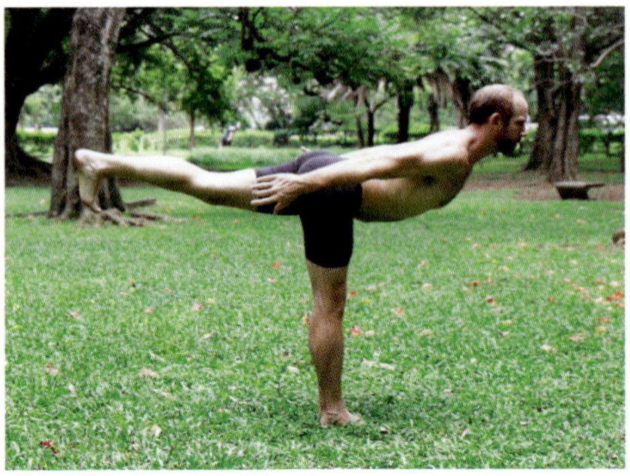

Unipodal em pé

Para realizar este equilíbrio, é importante manter firmes:

- as bases dos pés (parte interna e externa dos calcanhares e parte interna e externa dos metatarsos) e os artelhos, na superfície de apoio;
- o centro de gravidade sobre base de apoio;
- a integridade da postura e a estabilização das articulações.

Flexionar os joelhos, abaixando o centro de gravidade, facilitará o equilíbrio.

Ao elevar uma das pernas, mantenha os quadris e o tronco alinhados, porque o *core* tem grande participação na estabilização da postura.

Prancha em três apoios

Pode ser realizada:

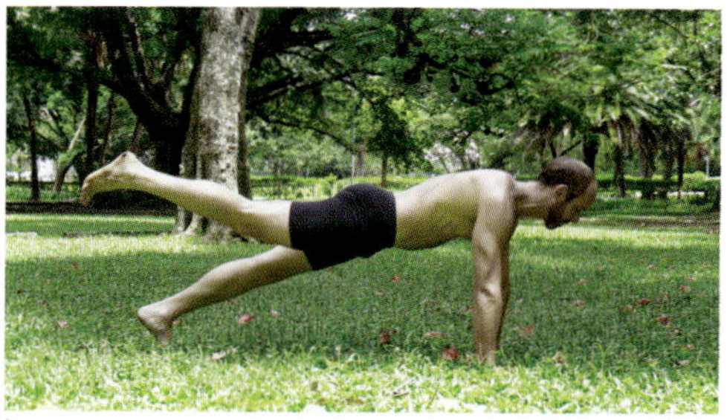

- com uma das mãos e os dois joelhos no chão;
- com ambas as mãos no chão e apenas um joelho de apoio;
- ou, ainda, em variações mais avançadas, com apoio dos antebraços e de um pé, ou com as mãos e um pé, ou uma mão e dois pés.

Para realizar esse movimento, é importante manter o abdome firme todo o tempo, empurrar o tronco fortemente para cima, com um encaixe pélvico suave. Mantenha a cabeça no prolongamento da coluna e olhe levemente à frente.

Prancha em dois apoios

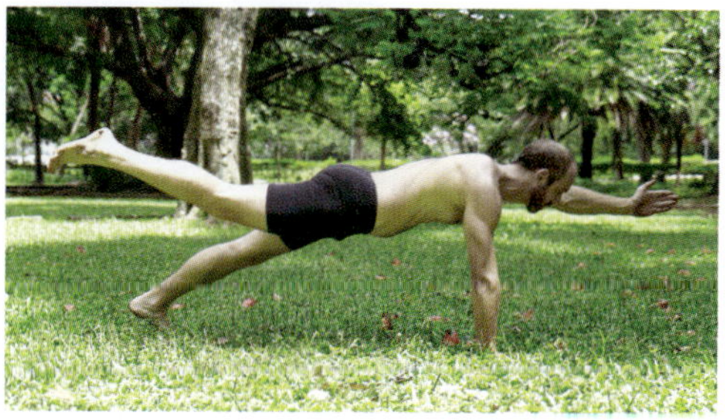

Movimento que segue os princípios da prancha em três apoios. Pode ser feito com o joelho e a mão do lado oposto (perdigueiro), com o pé e a mão oposta ou com o pé e a mão do mesmo lado (prancha lateral).

Equilíbrios dinâmicos

Marcha sobre superfície estreita

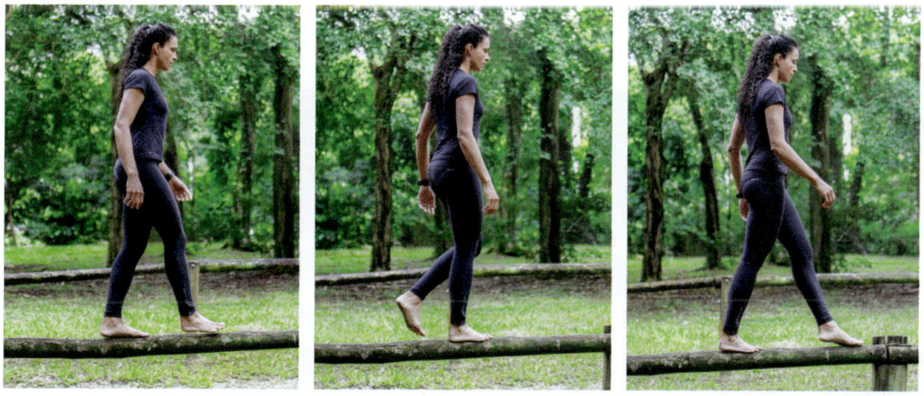

Utilizada para percorrer uma distância sobre uma superfície de apoio reduzida.

Exige o equilíbrio do corpo sobre uma base forte e firme (os pés), a integridade da postura, a mobilidade das articulações, a concentração e a atenção.

Busca utilizar, cada vez menos, os braços para a execução de habilidades combinadas, como as manipulativas: jogar, receber, carregar etc.

Giros

São uma maneira rápida de realizar a mudança de direção sobre uma superfície estreita.

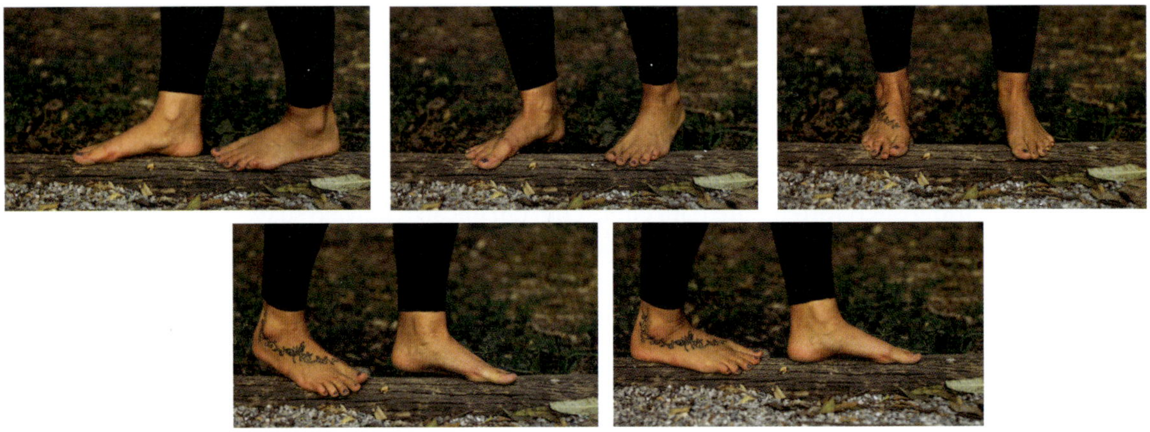

O movimento se inicia pelos quadris, com os joelhos levemente flexionados. Os pés se movimentam em sincronia e realizam o giro pelas bolas dos pés (metatarsos).

Reversões

Mudanças de direção com mais controle, realizadas, por exemplo, numa superfície muito estreita ou escorregadia.

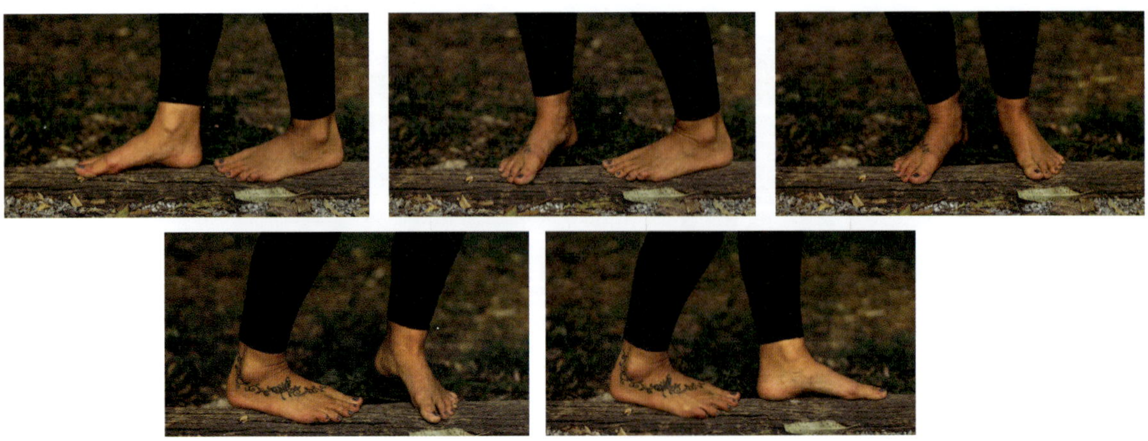

São realizadas por meio da transferência de peso de um pé para o outro. Iniciam-se com o peso do corpo no pé de trás, então, gira-se o pé da frente e transfere-se o peso do corpo para ele, permitindo que o pé de trás gire e mude de direção, para continuar em marcha ré.

Tripé

É utilizado para entrar ou sair de superfície estreita, ou, até mesmo, ultrapassá-la.

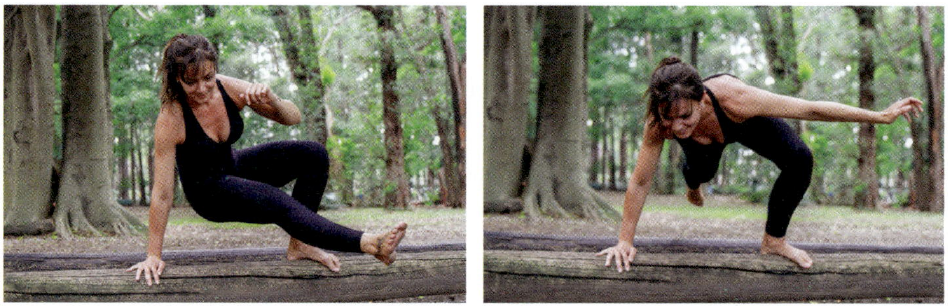

Para realizar esse movimento, é preciso entrar ou sair de uma postura, de forma acocorada, com apoio de uma das mãos, a uma pequena distância dos pés, para, então, mover a perna do mesmo lado enquanto o pé oposto à mão estiver firme na superfície.

Sentar-se no chão

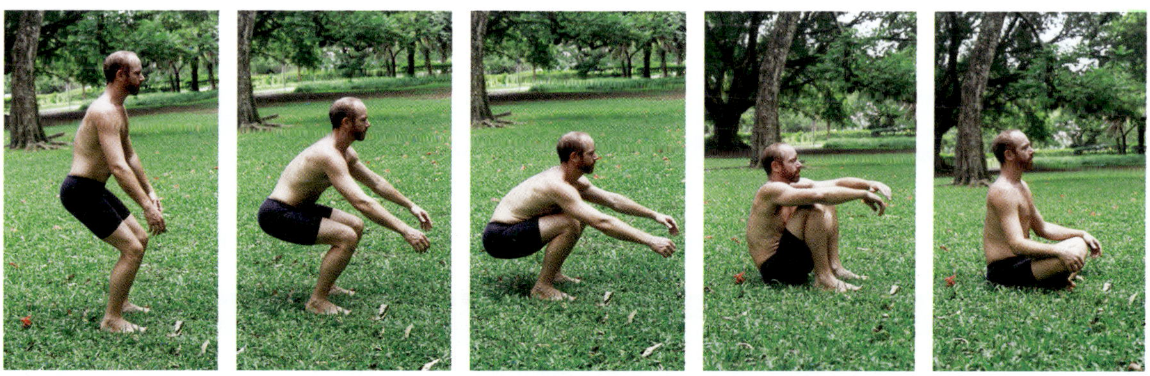

Podem-se utilizar os braços à frente, para contrabalancear a descida dos quadris e realizar o movimento da maneira mais suave possível, sem apoio das mãos ou dos joelhos no chão.

Levantar-se do chão

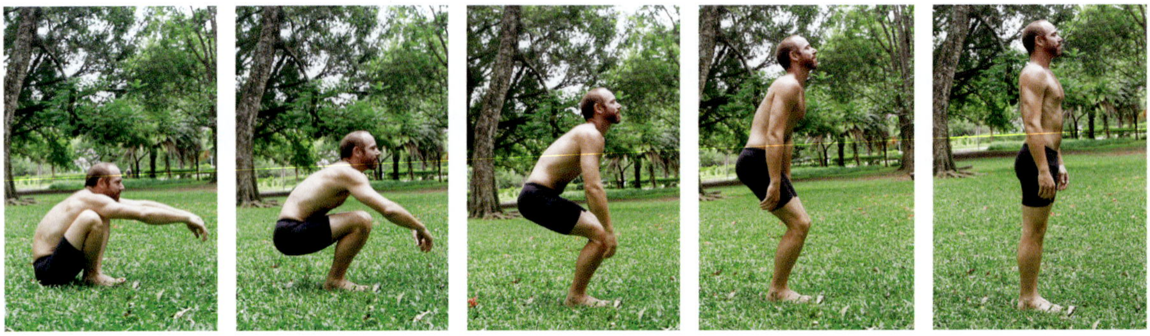

Para realizar esse movimento, pode-se cruzar as pernas, apoiar a lateral dos pés e posicionar os braços à frente.

Existe, também, a possibilidade de utilizar um impulso ou um meio rolamento para levantar, caso haja necessidade de que o movimento seja mais rápido, ou por falta de mobilidade.

MARCHA

A *marcha* é uma das principais características da nossa espécie e tem como objetivo propulsionar o corpo para a frente ou para trás.

É parte da posição bípede e depende da habilidade de ficar em pé, da integridade do sistema musculoesquelético, da coordenação e do controle neuromotor.

Caracteriza-se pela sequência de movimentos cíclicos, realizados pelos membros inferiores que deslocam o corpo, mantendo a estabilidade de apoio.

Exige coordenação entre postura, equilíbrio e locomoção, com adaptação a todo momento, considerando os obstáculos do meio externo.

Marcha de frente (deslocamento entre dois pontos)

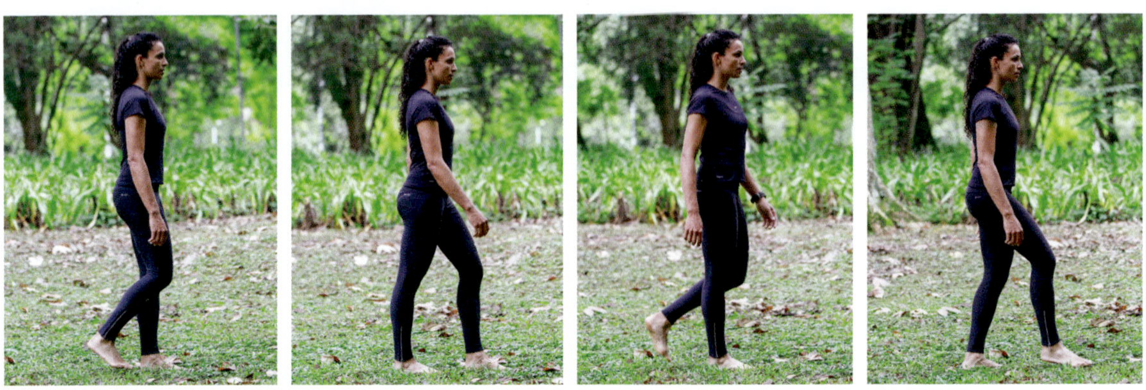

Na marcha, há sempre um pé no chão, que age como apoio, enquanto o outro avança no ar. Os braços realizam o movimento contralateral, e, a cada passo, os membros se invertem, num padrão cíclico.

O ciclo da marcha é compreendido entre o período em que há o toque do primeiro pé no solo até o próximo contato desse mesmo pé no solo, e é dividido em duas fases:

- *Apoio*: em que o pé está em contato com o solo.
- *Balanço*: em que o pé se encontra no ar, avançando o membro para o próximo apoio.

Subdivide-se a fase de apoio em:

- *Duplo apoio inicial*: dois pés se encontram no solo, até a decolagem de um dos pés.
- *Apoio simples*: um único pé suporta o peso do corpo enquanto o outro avança.
- *Duplo apoio final*: ao finalizar a aterrissagem, com os dois pés no solo.

O movimento de um segmento do corpo faz que haja um ajuste postural, e, no caso da marcha, esse ajuste ocorre antecipadamente, deslocando o centro de gravidade em direção à perna de apoio como forma de garantir o equilíbrio.

Caminhada orgânica

Tem como base os princípios a seguir:

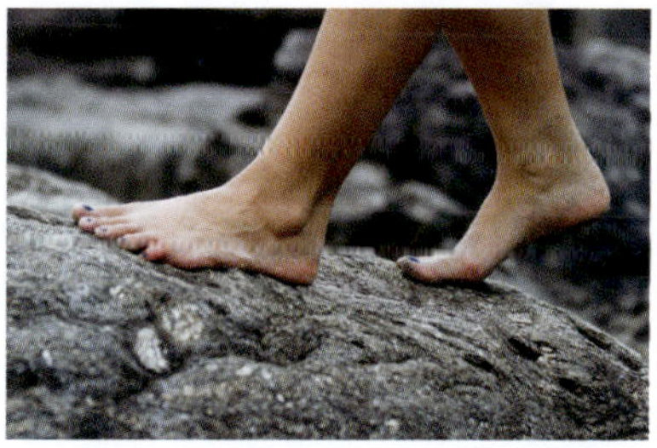

- Concentrar-se no momento *presente*. Manter-se ereto, conservando a tensegridade e o alinhamento postural.
- Despertar dos sentidos: pés descalços (preferencialmente), visão periférica e ouvidos abertos.
- Tônus sem tensão.
- Cinturas pélvica e escapular em oposição.
- Ativação do iliopsoas e do *core*.
- Empurrar o chão com os dedos do pé e com o antepé, realizando uma aterrissagem silenciosa, suave e elíptica (calcanhar, borda externa, bolas dos pés e dedos).
- Os quadris se deslocam antecipadamente aos pés – centro de gravidade anteriorizado.
- Pouco tempo de contato dos pés no chão, aproveitando o *momentum* e a energia do sistema elástico (tecido conjuntivo). Os movimentos são cíclicos e rítmicos.

Divirta-se!

Marcha lateral

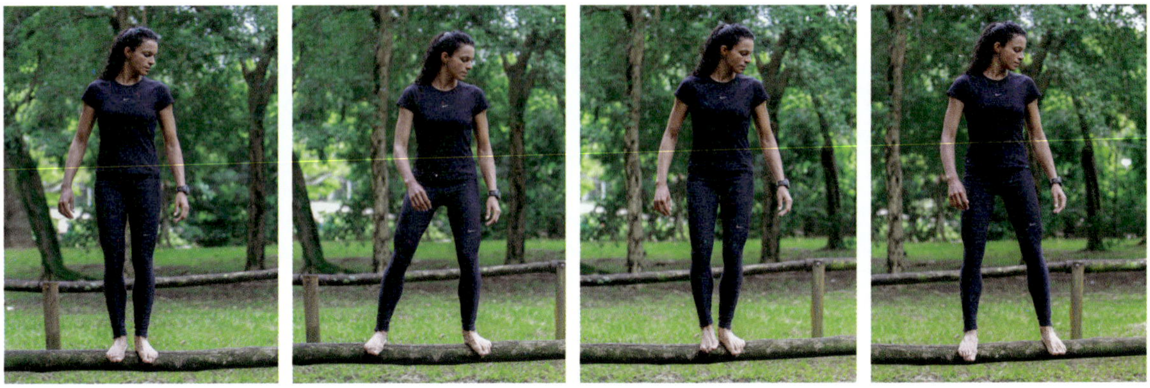

Voltada para travessias numa superfície estreita. Nesse movimento, as pernas não se cruzam. Ao se mover para a direita, a perna direita avança, seguida da esquerda, e vice-versa. A cabeça gira em direção ao deslocamento, enquanto o olhar fica firma na superfície de apoio dos pés.

Marcha de costas

Realizada quando é preciso manter o contato visual na direção oposta ao deslocamento. O toque dos pés no chão também é invertido, começando na ponta dos pés, no meio dos pés e, depois, no calcanhar.

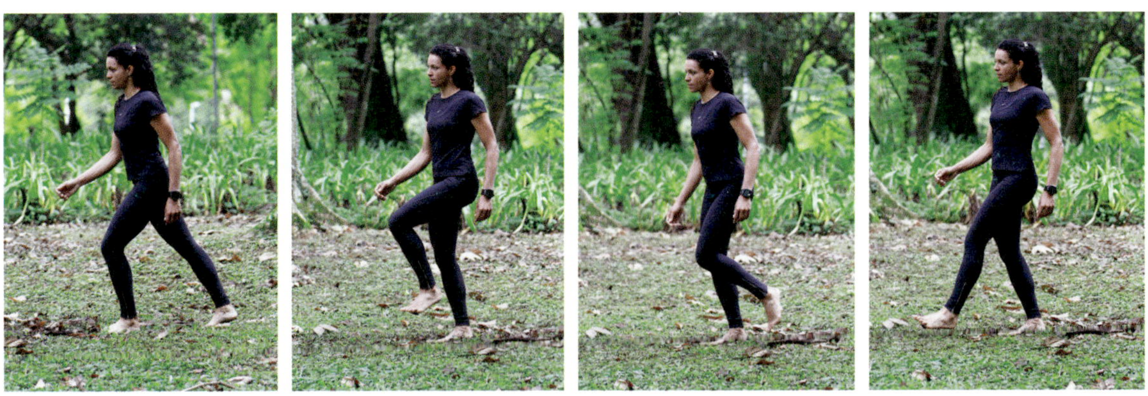

Marcha com centro de gravidade baixo

Usada para passar por baixo de obstáculos ou para aumentar a estabilidade do movimento. Flexionamos os joelhos e os quadris, e o tronco se mantém ereto, salvo quando para desviar de obstáculos.

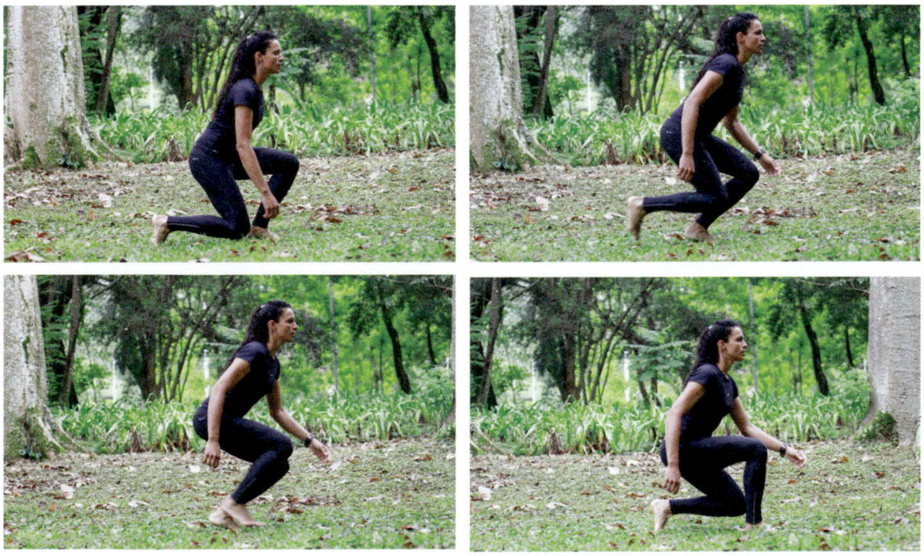

CORRIDA

Habilidade utilizada para percorrer rapidamente uma distância. É também uma atividade cíclica muito utilizada para obtenção de condicionamento geral.

A principal diferença entre a marcha e a corrida está na fase aérea. Na marcha, pelo menos um dos pés está em contato com o chão, ao passo que, na corrida, existe um momento da passada em que os dois pés se encontram no ar. Isso provoca uma série de diferenças, tanto na força de propulsão na passada como na angulação do joelho na aterrissagem.

Corrida de frente

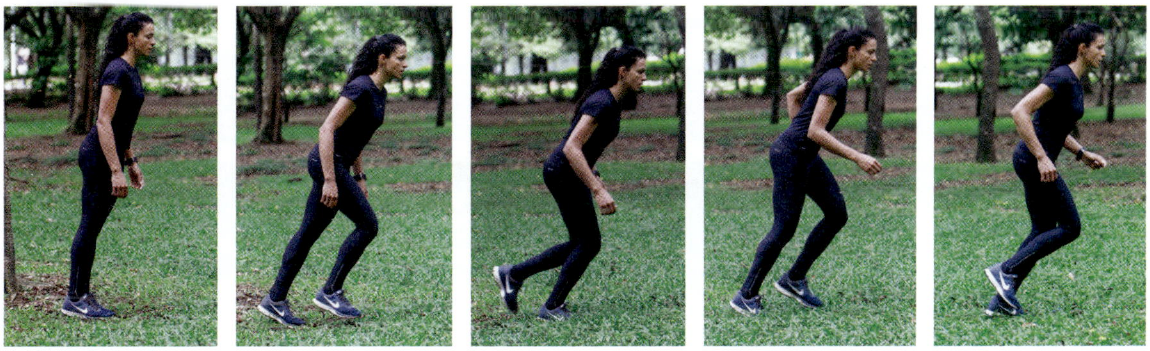

Para uma corrida eficiente, com menor gasto de energia, utilizaremos a ação da gravidade a nosso favor.

Uma leve inclinação do tronco facilita o deslocamento à frente e evita saltos verticais desnecessários.

A antecipação consciente dos quadris, a integridade da postura e a impulsão dos braços também facilitam a corrida.

Corrida orgânica

Tem como base os princípios a seguir:

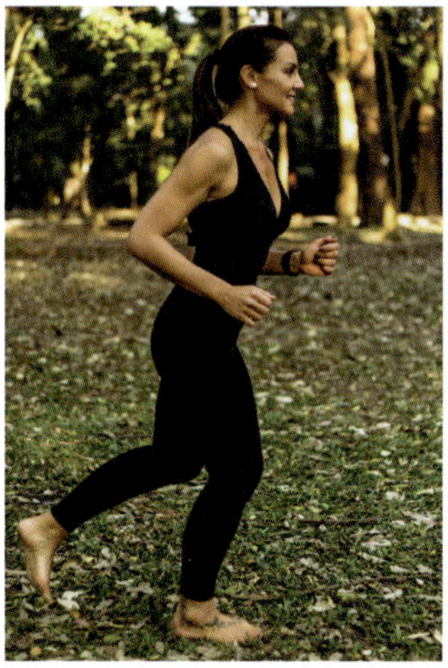

- Atenção ao momento presente, mantendo a tensegridade e o alinhamento do tronco, com inclinação a favor da gravidade.
- Tônus sem tensão.
- Despertar dos sentidos: pés descalços (preferencialmente), visão periférica e ouvidos abertos.
- Cinturas escapular e pélvica em oposição.
- Ativação do iliopsoas e do *core*.
- Aterrissagem no antepé e/ou mediopé.
- Pé toca o chão logo abaixo do quadril.
- Passadas mais rápidas, curtas e rítmicas (próximo a 180 bpm).

Divirta-se!

Corrida lateral

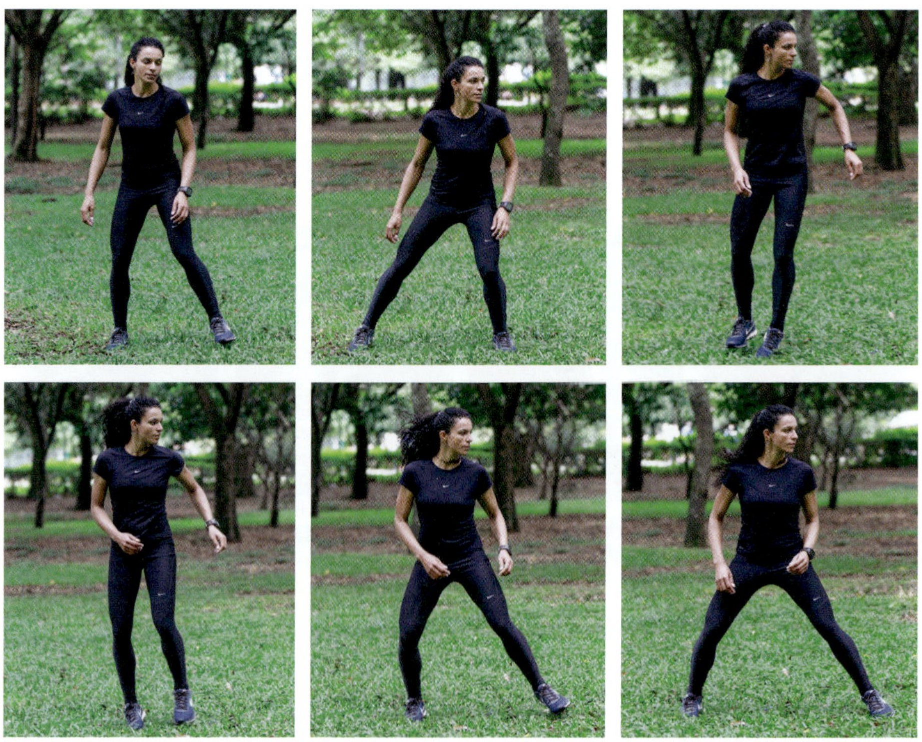

É utilizada quando é necessário manter o olhar em uma determinada situação. Permite uma rápida mudança de direção: numa fuga, numa caçada, num jogo. Ao se mover para a direita, a perna direita avança, seguida da esquerda, e vice-versa, unindo-se uma à outra, sucessivamente.

Corrida de costas

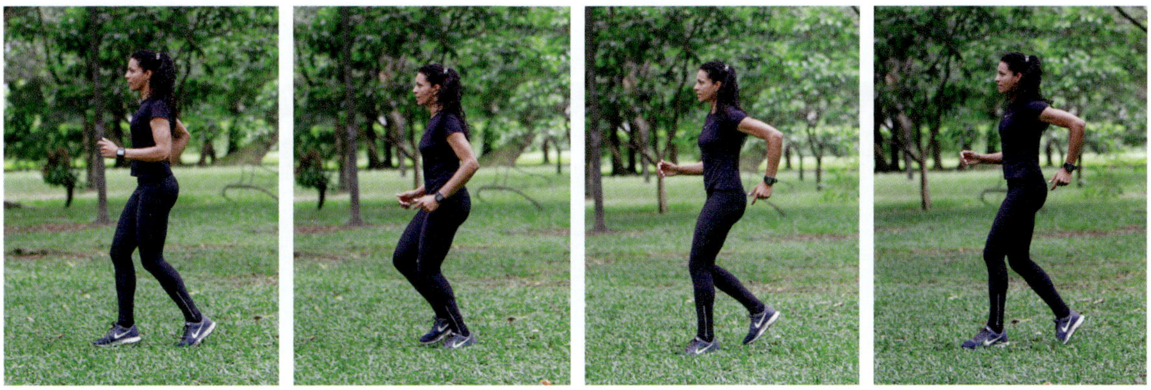

Serve para manter o contato visual ao mesmo tempo que se distancia do objeto visualizado. O deslocamento agora acontece de costas, também com inclinação a favor da gravidade.

Corrida com paradas bruscas e/ou mudanças de direção

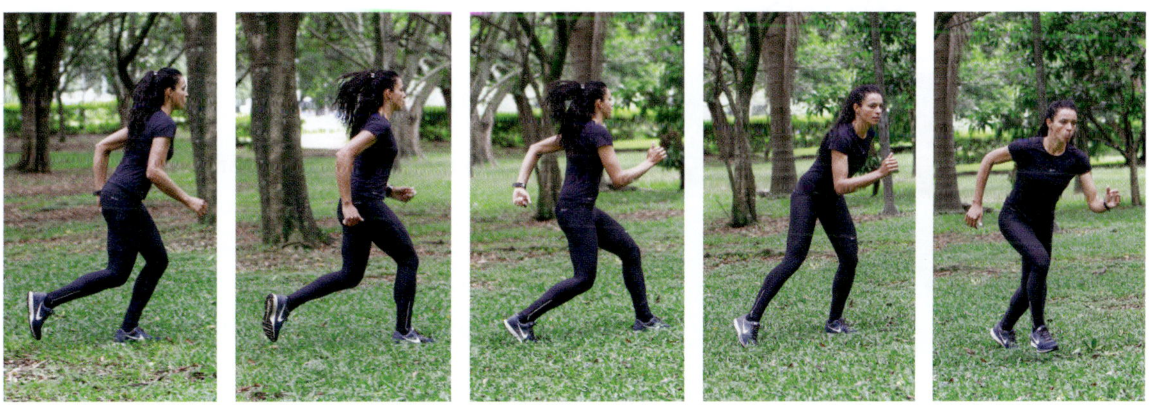

É utilizada para frear o movimento e desviar de obstáculos. A freada brusca acontece com o pé à frente, que serve como pivô para mudar a direção da corrida.

Corrida rápida (*sprint*)

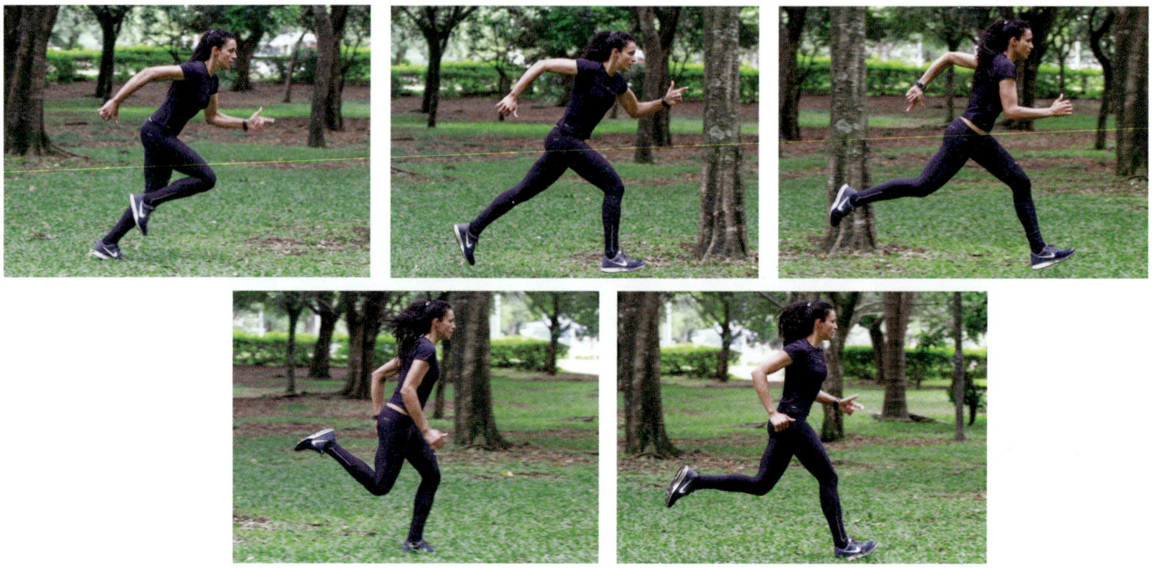

É usada para distâncias curtas, realizadas o mais rápido possível. Nesse caso, a inclinação do corpo à frente, a explosão muscular e o impulso dos braços são muito maiores, se comparados à corrida, enquanto se mantém a frequência das passadas.

SALTOS

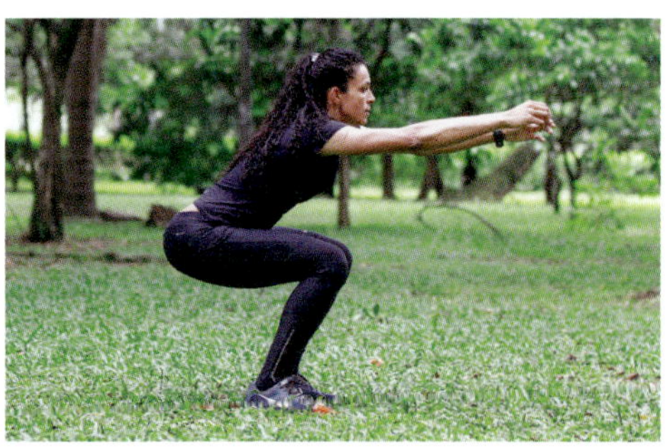

Aterrissagem

Trata-se de técnica utilizada para controlar e manter a integridade do corpo, das articulações e absorver os impactos dos choques na queda.

O primeiro contato com o solo é feito com as bolas dos pés, e, a seguir, pelos calcanhares.

Para absorver o impacto, as pernas naturalmente se flexionam. Para diminuir a pressão nos joelhos, os quadris se movem para trás, numa postura de agachamento. Nesse momento, os braços vão à frente, para ajudar na estabilização do corpo antes da finalização com a postura em pé.

Aterrissagem em profundidade

Difere do movimento anterior pela maior amplitude do agachamento, amortecendo, dessa maneira, ainda mais o impacto do salto.

Aterrissagem em profundidade com apoio das mãos

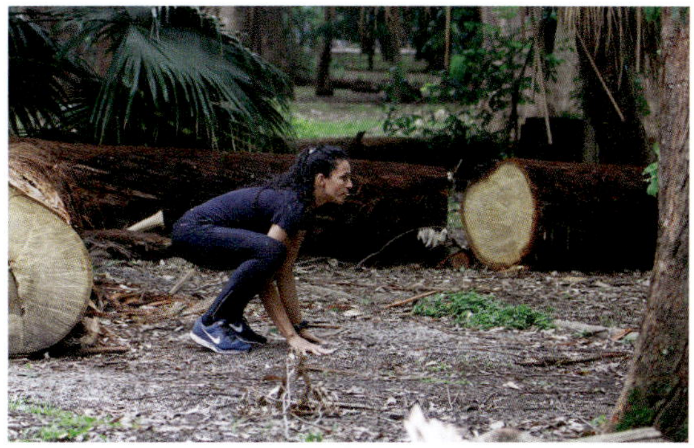

Útil para dispersar o impacto com a superfície, primeiramente localizado nos membros inferiores, e facilitar a transferência de energia para outros movimentos.

O apoio das mãos acontece a partir da transferência do peso do corpo à frente.

Salto em profundidade

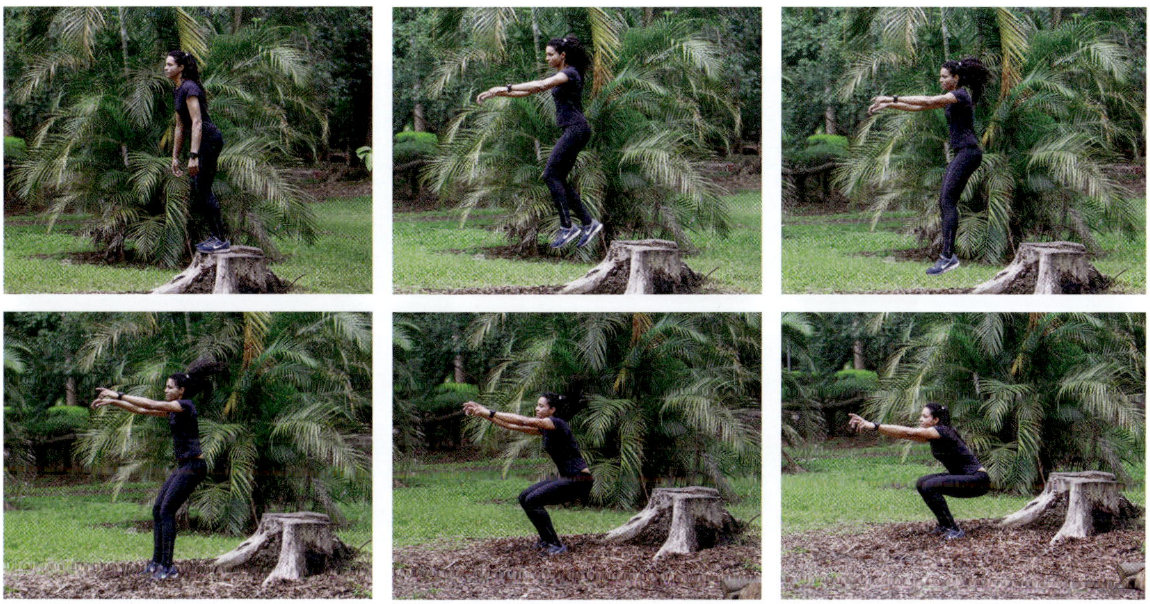

Utilizado quando há necessidade de certa distância, além do nível entre o ponto inicial e a aterrissagem.

Usa-se o balanço simultâneo dos braços para impulso do corpo à frente, e a aterrissagem é realizada com os dois pés no solo ao mesmo tempo.

Salto vertical (em extensão)

Utilizado para saltar sobre uma superfície mais elevada. Nesse caso, o corpo se estende, e usa-se o impulso dos braços, que se elevam ao mesmo tempo que o corpo sai do chão.

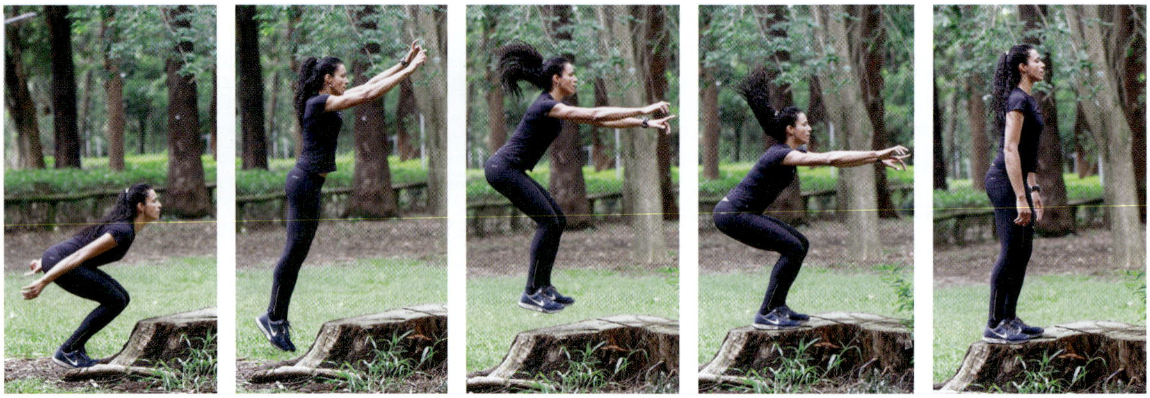

Salto com balanço de uma perna

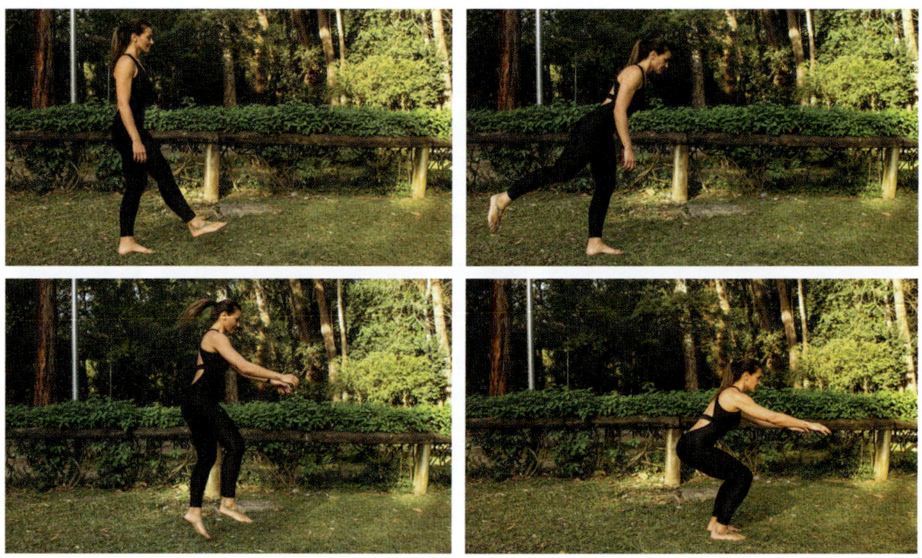

É um salto com aterrissagem mais precisa, em curta distância. Os braços também ajudam a mover o corpo para a frente. A aterrissagem acontece primeiro com o pé que realizou o balanço, e, logo em seguida, o outro se une, os braços finalizam à frente e um agachamento suave acontece.

Salto a distância

Usado quando há necessidade de saltar uma grande distância, partindo da posição em pé. É necessária uma pausa para garantir um salto eficiente e uma aterrissagem controlada.

Esse é um dos saltos mais complexos, porque é preciso sincronizar o movimento dos braços:

- inicie na postura em pé, flexione os joelhos e os quadris, levando os braços para trás;
- impulsione os braços e os quadris fortemente à frente.

Durante a fase aérea, os braços naturalmente passam para trás dos quadris, mas, durante a aterrissagem, os braços voltam à frente do corpo, para ajudar a estabilizar a postura, antes de retornar à postura em pé.

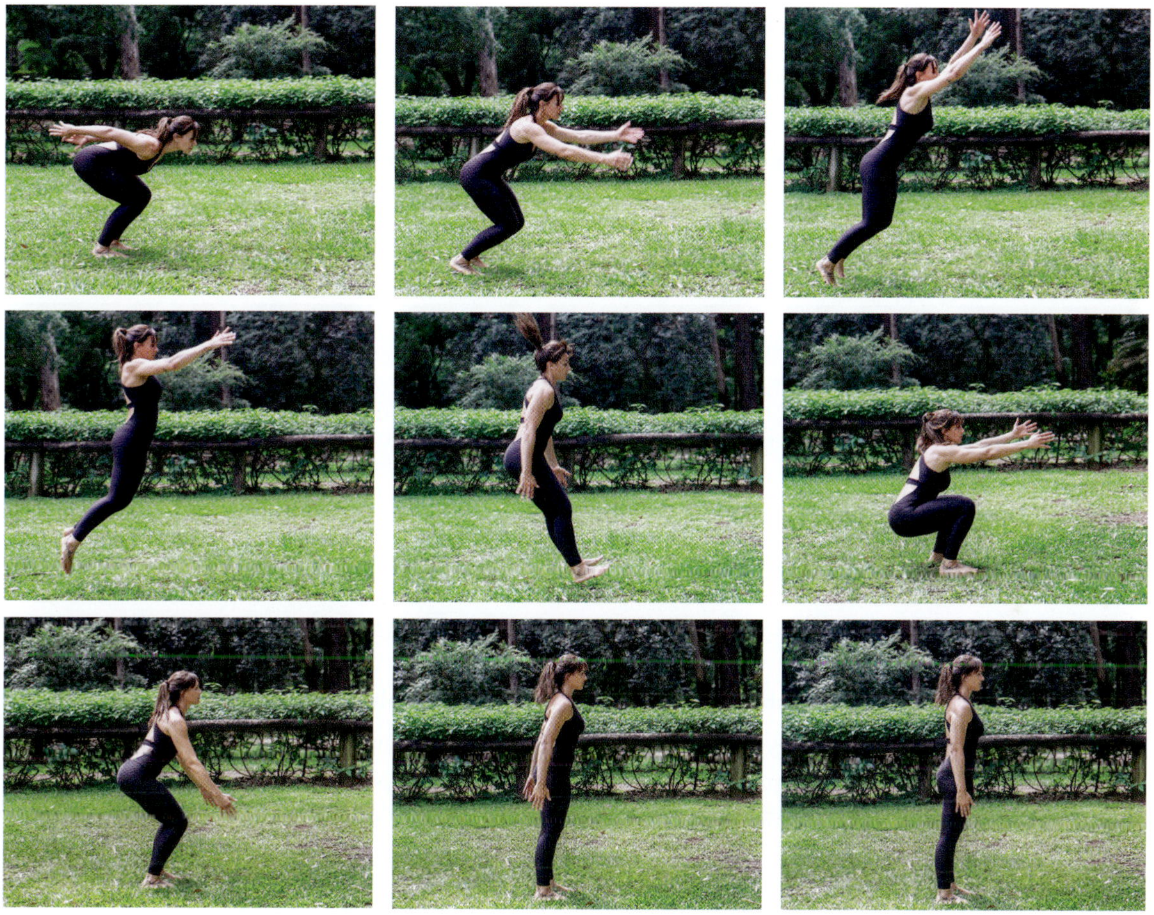

Salto tesoura

Utilizado para saltos em distância, usando o impulso de uma perna, ou o momento linear da corrida ou da caminhada.

Nesse caso, é utilizado o *momentum*, ou seja, a energia do corpo em movimento. Com as pernas afastadas, o peso do corpo se encontra no início do movimento, na perna de trás.

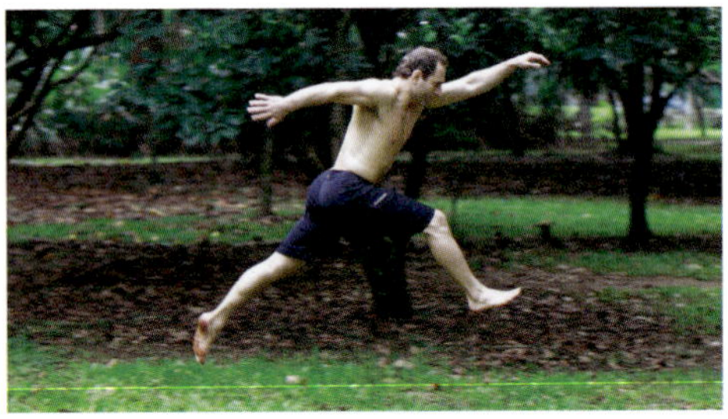

Depois, acontece a transferência para a perna da frente, com a inclinação do corpo à frente. A perna de trás sai fortemente do chão, simultaneamente à impulsão dos braços à frente. No final da fase aérea, as pernas se unem e aterrissam juntas no chão.

Saltos sobre obstáculos

Galope

Para sobrepor obstáculos baixos ou horizontais, com elevação dos joelhos alternados. A aproximação do obstáculo pode ser em movimento ou de forma estática.

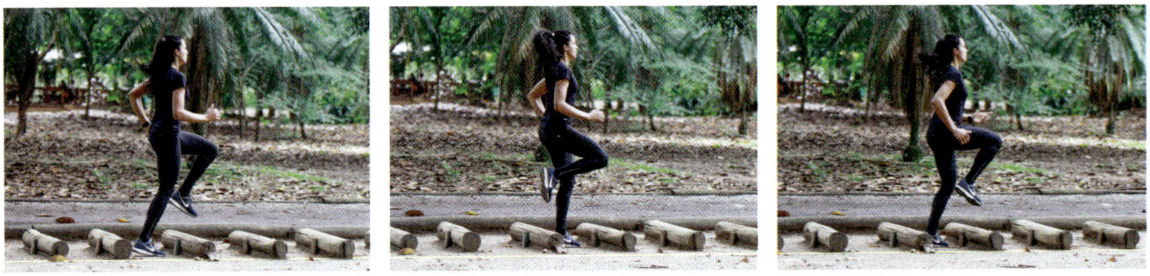

Tripé

Para sobrepor obstáculos medianos ou altos, com apoio das duas mãos e de um dos pés. A aproximação do obstáculo pode ser de forma dinâmica, utilizando o momento linear do corpo para mais potência no salto, ou partindo da posição estática, usado um impulso de uma perna. O pé que se eleva é o que toca o obstáculo. O pé oposto sobrepõe o obstáculo e é o primeiro a tocar o chão.

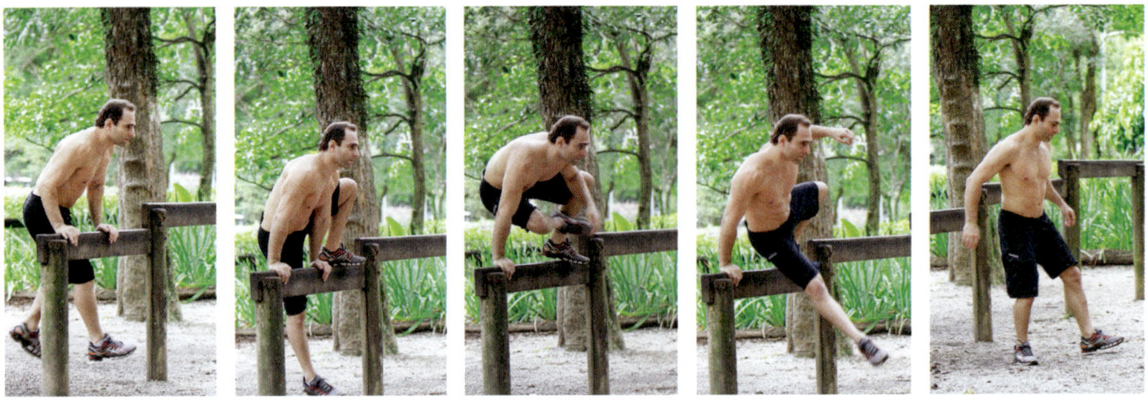

Split lateral com apoio de uma mão

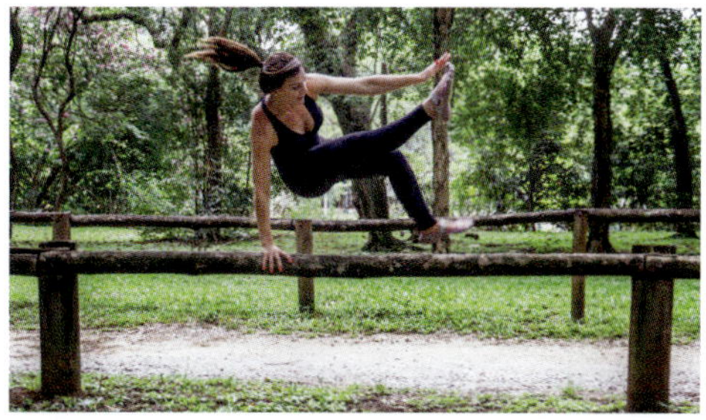

É usado para obstáculos medianos. A aproximação do obstáculo acontece lateralmente, e a perna do lado de dentro é atirada para o outro lado, utilizando o momento linear ou o impulso, sem que haja mudança na orientação do corpo. A perna que se eleva primeiro é a que está mais perto do obstáculo, e também a primeira a tocar o chão.

Com apoio de uma das mãos

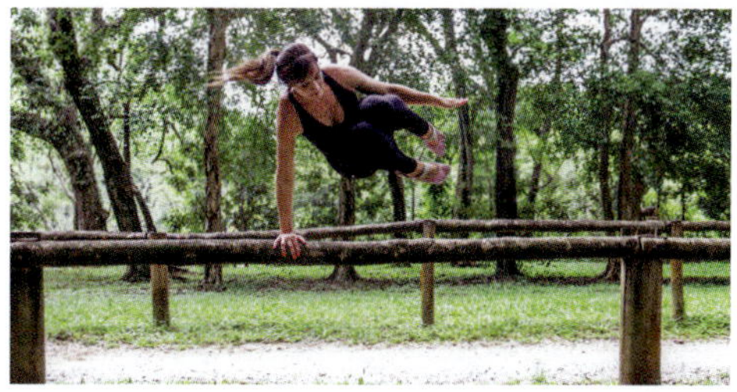

Utilizado para ultrapassar um obstáculo horizontal baixo ou mediano. A aproximação é frontal, e o salto é realizado com as duas pernas ao mesmo tempo.

Com apoio de duas mãos, de frente

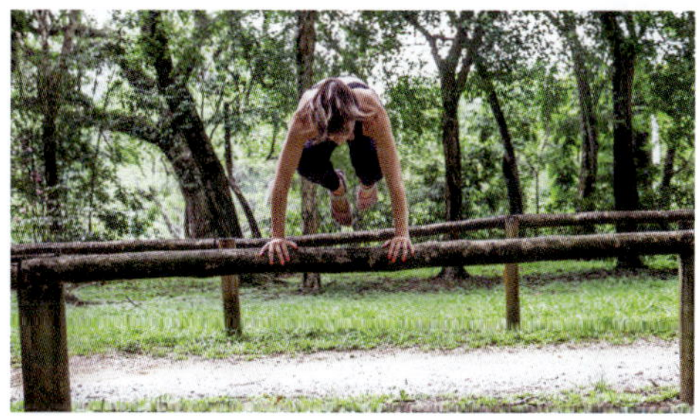

Demanda flexibilidade, força e mais elevação do centro de gravidade. Logo, é considerado um dos mais difíceis de ser executado. O salto é realizado com as duas pernas simultaneamente, que devem passar entre as mãos.

Com apoio de duas mãos, lateral

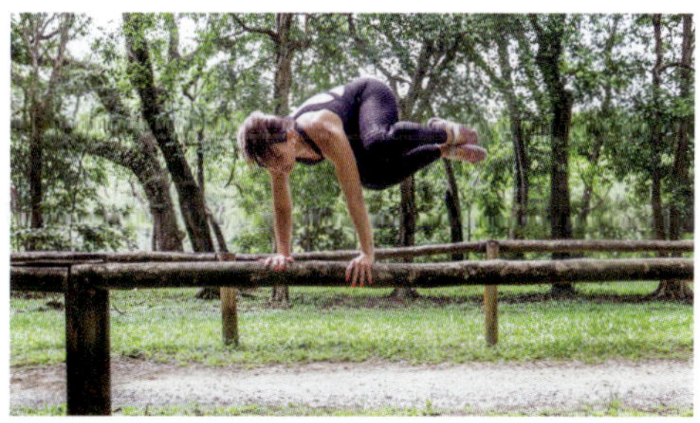

Também necessita de elevação do centro de gravidade e força, porém, menos flexibilidade. O salto é realizado com as duas pernas ao mesmo tempo.

QUADRUPEDIA

Importante base para o desenvolvimento neuromotor humano, esse grupo de movimentos com o centro de gravidade próximo ao solo, desenvolve não só a força e a estabilidade para as posturas em pé como, também, tem várias aplicações práticas:

- passar sob um obstáculo baixo, para recuperar o equilíbrio e a estabilidade quando em terrenos escorregadios ou perigosos;
- dispersar impacto depois de um salto, ou ao fazer uma transição de um movimento partindo ou chegando ao solo.

Rastejar

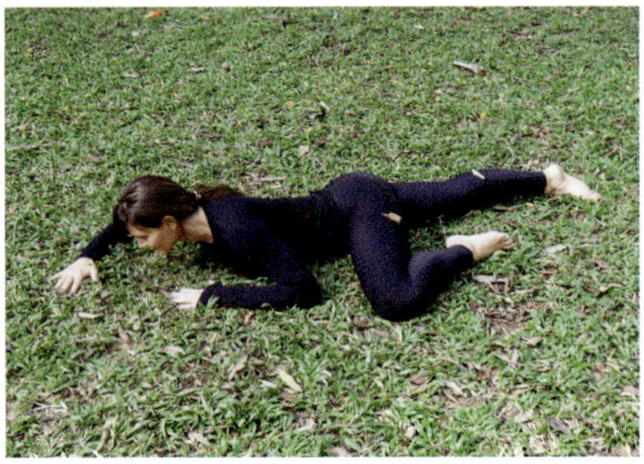

Cobra

Aplicado quando precisamos nos locomover mantendo o centro de gravidade muito baixo, para passar por baixo de um obstáculo ou para nos protegermos. O abdome e os quadris tocam o chão, ou ficam muito próximo a ele. O movimento de locomoção é cruzado, e acontece a partir da puxada dos antebraços e da ação de empurrar do joelho oposto.

Pelos ombros

Utilizado quando há necessidade de contato visual, com centro de gravidade baixo por questões de segurança: numa fuga ou ao passar por baixo de um obstáculo perigoso. Pode ser utilizado também no caso de rastejar carregando algo nos braços. Para realizar esse movimento, flexiona-se um dos joelhos, trazendo o pé próximo ao quadril – e o pé firme no chão empurra o peso do corpo para trás – e elevam-se os quadris levemente do chão, ao mesmo tempo que o ombro do mesmo lado do pé também se desloca para trás (no sentido do movimento). A rotação dos ombros para trás e a aproximação das escápulas facilitam o deslocamento.

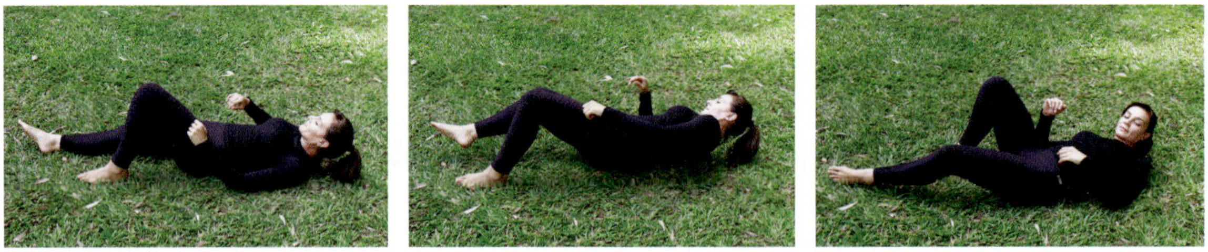

Pelos quadris

Mais vigoroso que rastejar pelos ombros, esse é um movimento que permite um deslocamento rápido e explosivo, na posição supina. Inicia-se com uma das pernas flexionadas, com o calcanhar próximo aos glúteos. O pé empurra o peso do corpo para trás, e, com a extensão dos joelhos, os quadris se movem para trás e para o lado oposto, rapidamente, como se afastando de algo. Retorna-se à posição inicial supina, para realizar o movimento do outro lado.

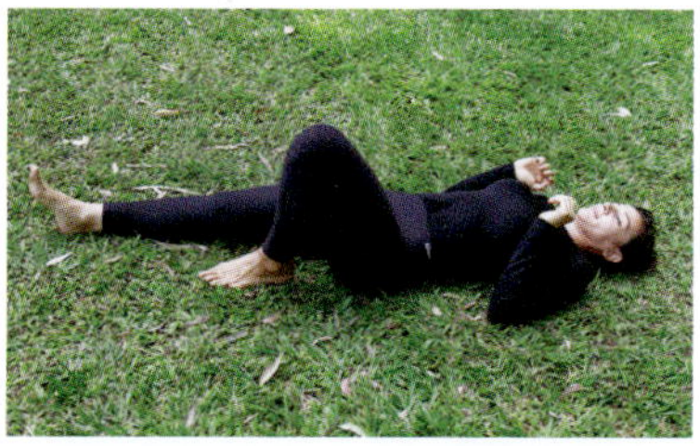
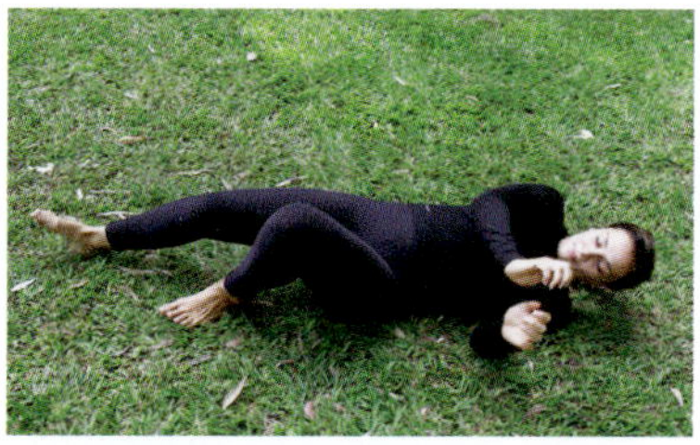
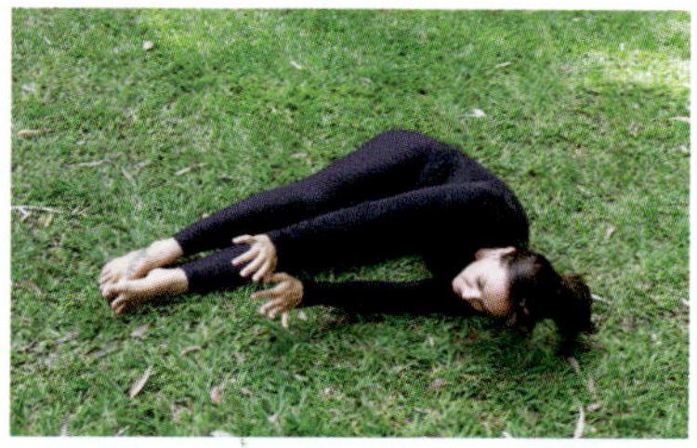

Engatinhar

Em seis apoios (fácil ou pantera)

Mais fácil do que se locomover sobre os dois pés. Essa habilidade pode ser utilizada para quando for preciso abaixar o centro de gravidade ou aumentar a estabilidade para se mover sobre uma superfície estreita ou derrapante, prevenindo quedas. Os apoios são os joelhos, os pés e as mãos. O *core* se mantém estável, e o movimento dos braços e das pernas é cruzado.

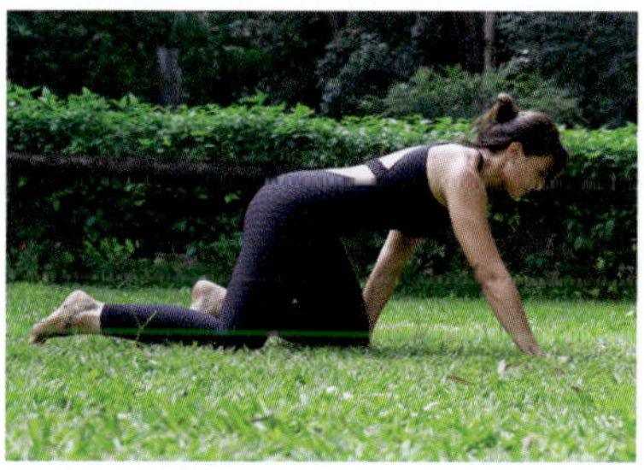
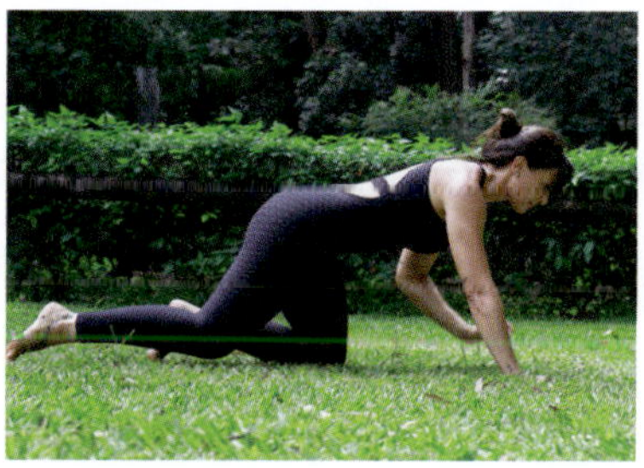
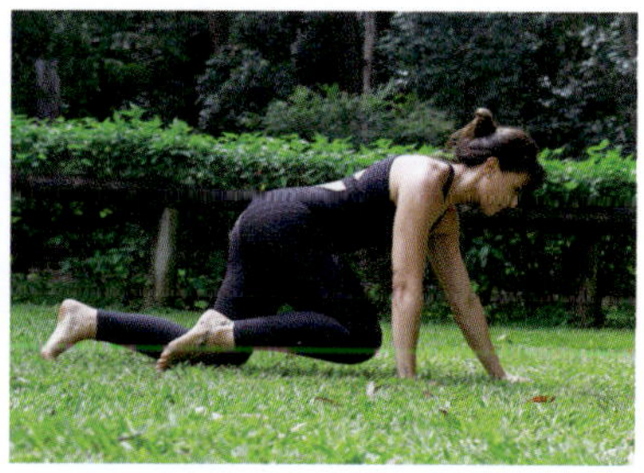

Em quatro apoios

Necessita de mais força nos membros superiores, no tronco e no *core*, e possibilita um deslocamento mais rápido do que em seis apoios, mudanças de direções ou transições para outros padrões de movimentos. Nesse caso, os joelhos não tocam o chão e o peso do corpo se concentra nos membros inferiores.

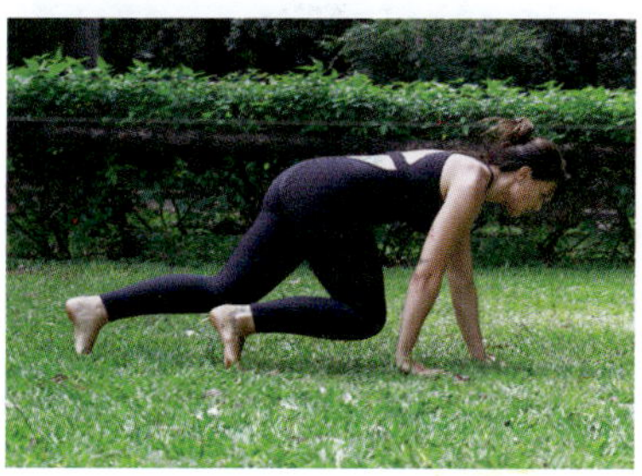
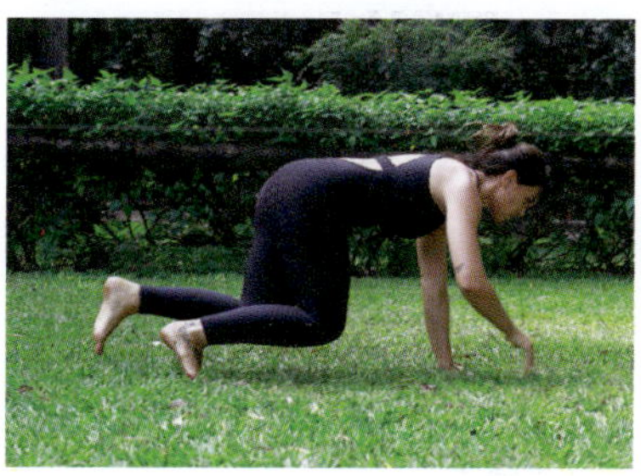
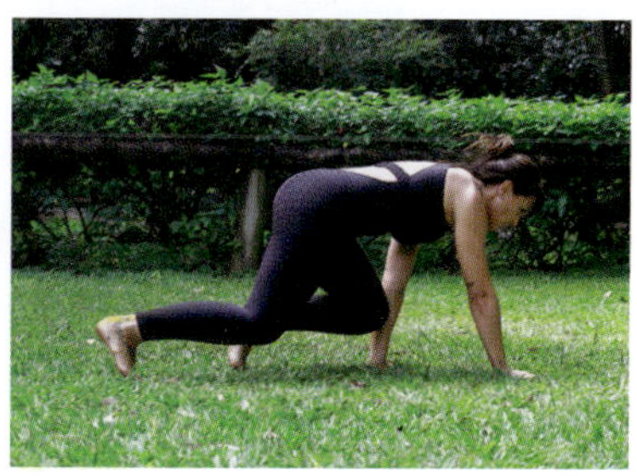

Supino

Utilizado quando há necessidade de contato visual, num terreno escorregadio ou numa descida íngreme. Na posição sentada, apoiam-se as mãos no chão, atrás dos quadris, com os dedos voltados para fora, para não sobrecarregar os punhos. Elevam-se os quadris. A perna avança à frente ou para trás, acompanhada pelo movimento do braço oposto.

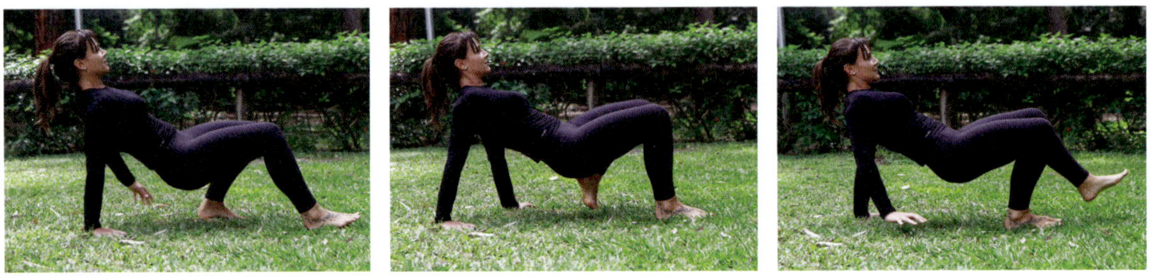

Rolamentos

Meio rolamento

Permite levantar-se rapidamente de uma posição deitada ou sentada. Inicia-se ao trazer as pernas em direção ao peito, enrolando a coluna. Num impulso controlado, executa-se um rolamento do tronco para trás, até a altura das escápulas, retornando e chegando à posição sentada ou em pé.

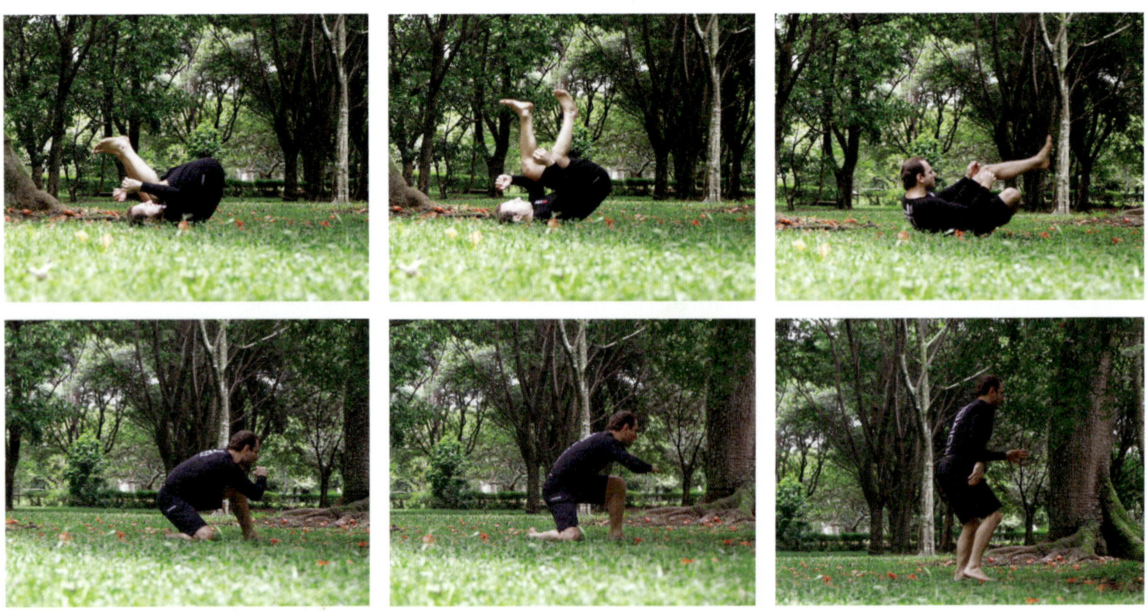

Lateral

Possibilita passar por baixo de obstáculo de forma rápida, ou desviar de algo lateralmente ao rastejar ou engatinhar. Nesse caso, estende-se um dos braços e o joelho do mesmo lado do giro, para executar o rolamento lateral.

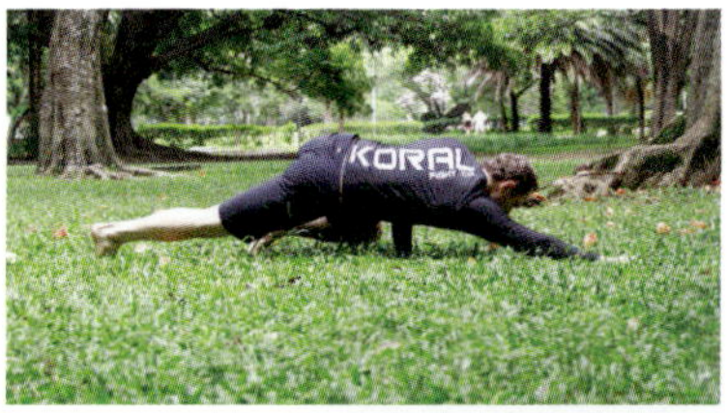

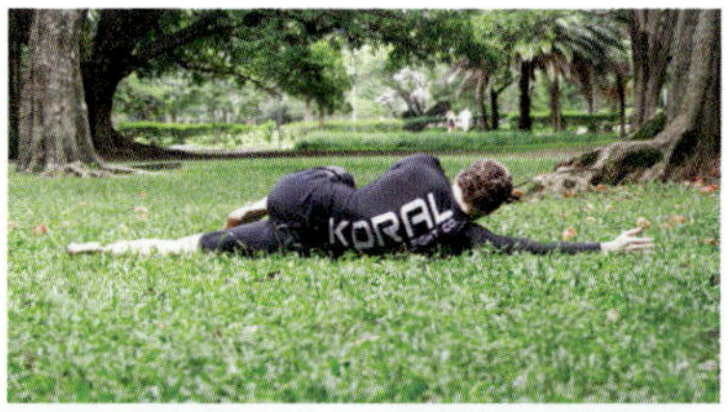

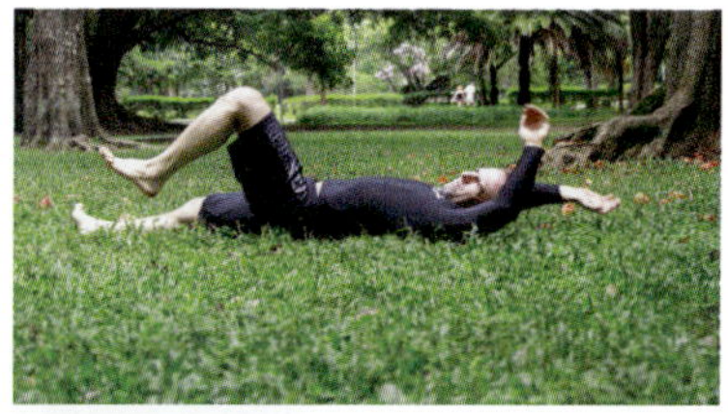
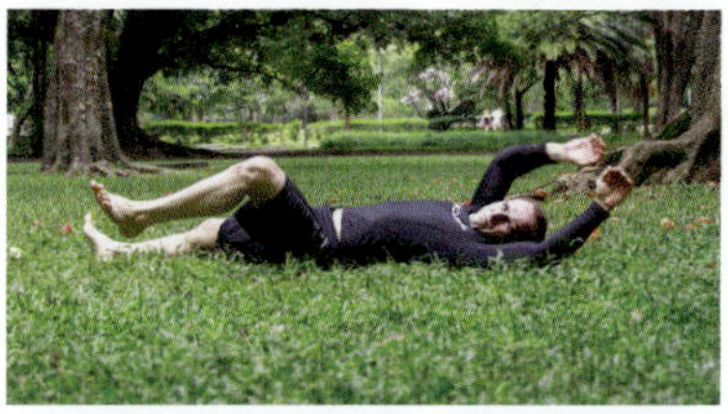
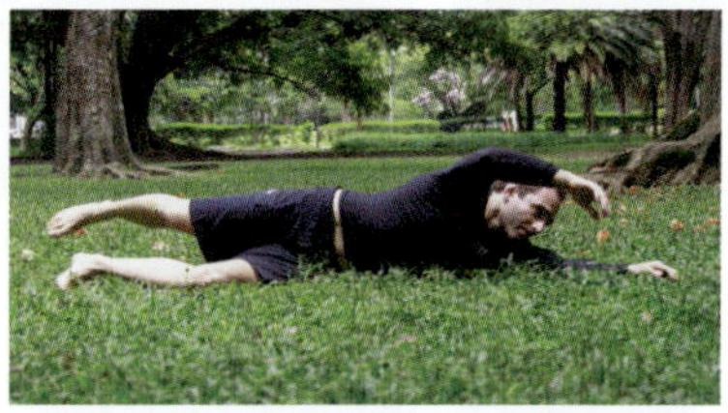
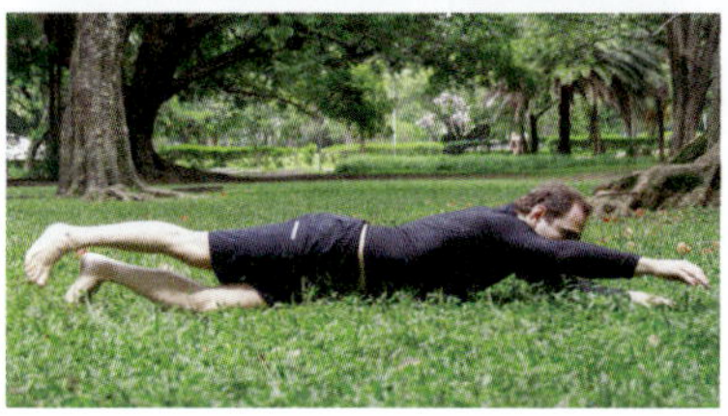
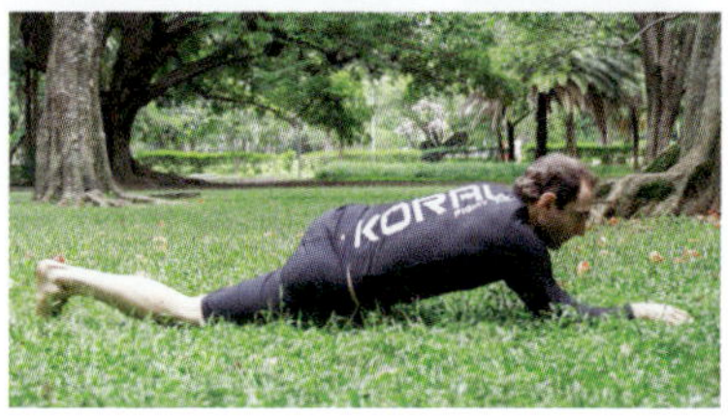

Para trás

Permite distanciar-se de forma suave numa situação defensiva. Para realizar esse rolamento, deve-se imaginar uma linha diagonal que cruza as costas e parte da cintura até o ombro oposto. Nunca realize o movimento em cima da coluna.

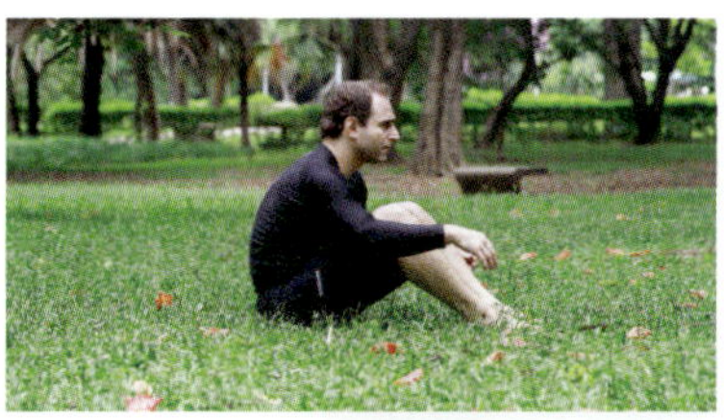
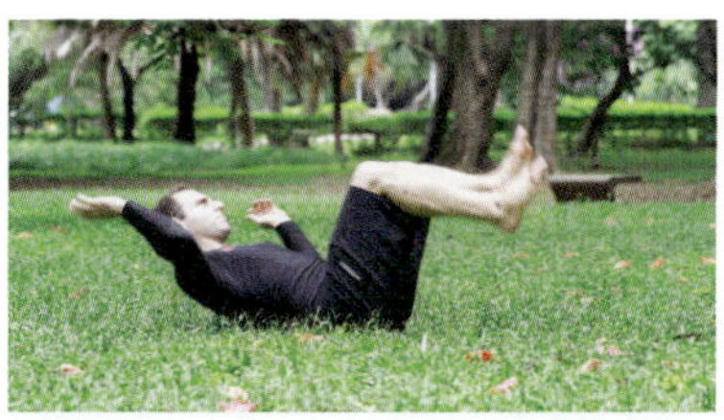
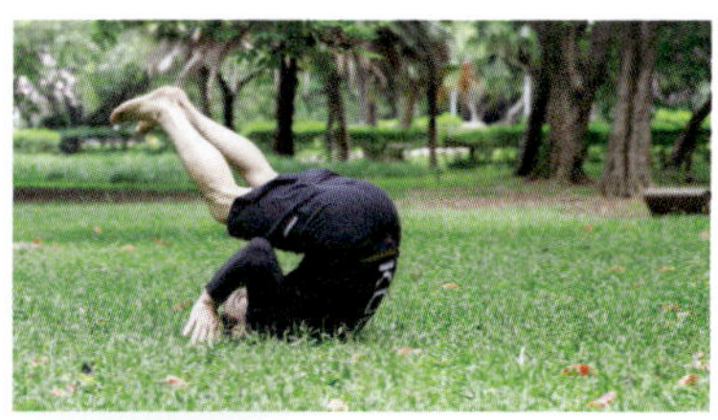
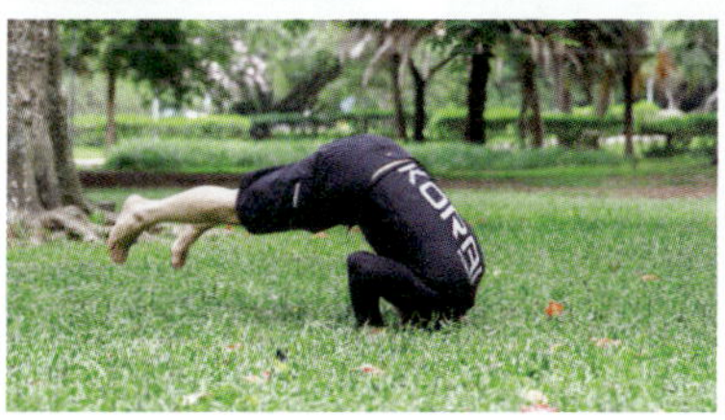
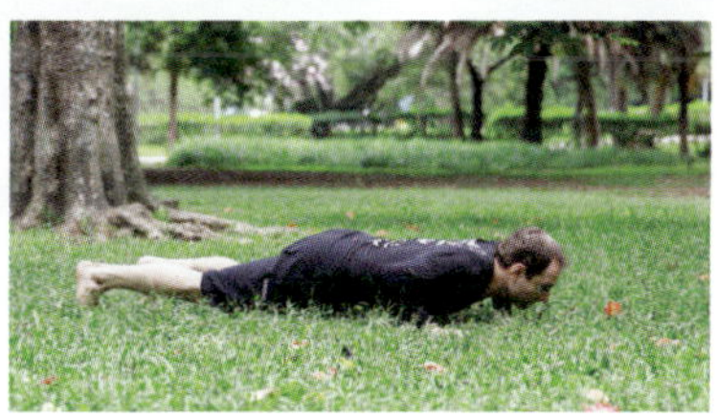

Para a frente

Possibilita uma transição suave de uma posição em pé ou cócoras ou ajoelhada para uma de solo à frente, ou até mesmo, para recuperar o equilíbrio de uma queda, ou dispersar o impacto depois de um salto. A partir do enrolamento do tronco, com os joelhos flexionados em direção ao peito, visualiza-se uma linha diagonal, que parte do ombro à cintura oposta, não passando pela cervical nem sobre a linha da coluna.

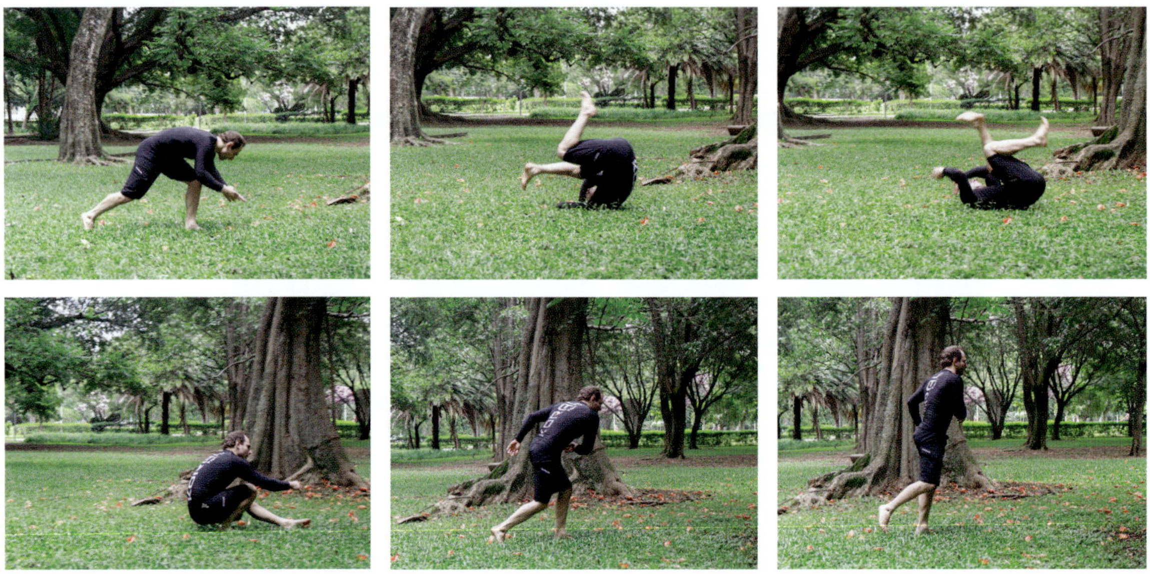

Flexões

Mergulho

Utilizado para passar rapidamente da postura em pé para a deitada. Nesse caso, ocorre um deslocamento à frente. Inicia-se com uma suave flexão dos joelhos, com os cotovelos flexionados e com as mãos à frente do peito. O corpo é lançado à frente, e, quando o tronco chega próximo ao chão, as mãos amortecem a queda, sustentando o corpo antes que toque o solo.

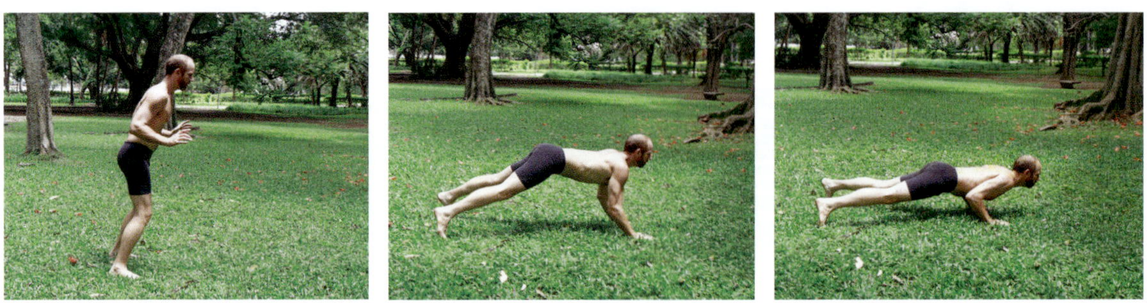

ESCALADA

Escalar é uma das primeiras habilidades adquiridas pelos seres humanos. Repare na força de preensão dos bebês. Seres humanos desenvolvem habilidades de escalada antes mesmo de caminhar ou engatinhar. Ela é considerada locomotora porque leva o corpo de um ponto a outro e se utiliza da força dos membros superiores, do *core* e da pegada. Também requer boa mobilidade da cintura escapular, coordenação e ritmo.

Superfícies horizontais (barra ou galho de uma árvore)

Pegada passiva (*deadhang*)

Desenvolve a força da pegada, a mobilidade dos ombros e dos membros superiores. Serve para sustentar o peso do corpo ou descansar numa transição. Esse exercício pode ser realizado com pegada supinada ou pronada, com ambas as mãos ou apenas uma. O corpo fica todo estendido, e os ombros, relaxados.

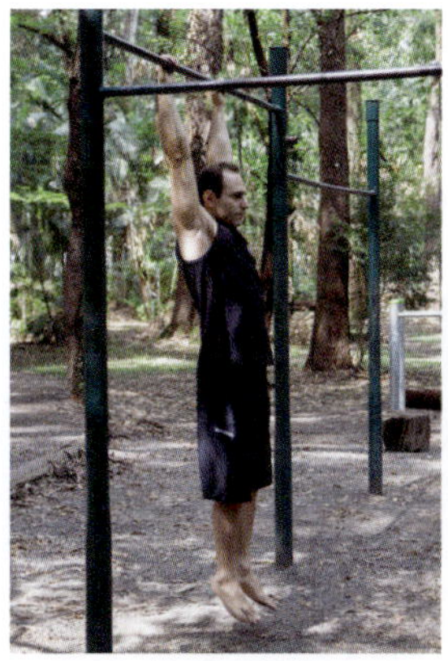

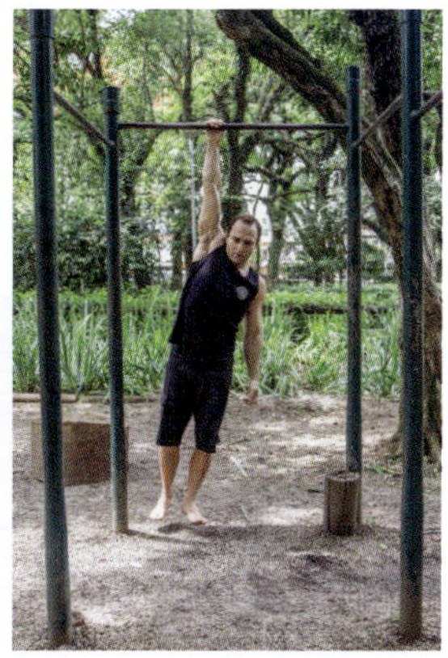

Balanço (*swing*)

Por meio do movimento pendular do corpo, gera energia para realizar travessias horizontais com menos esforço, ou para se preparar para um salto. O movimento pendular se inicia com o impulso ou com o momento linear do corpo partindo dos quadris ou das pernas para a frente e para trás, sem mover as mãos da superfície de apoio, ou movendo-as de forma alternada à frente.

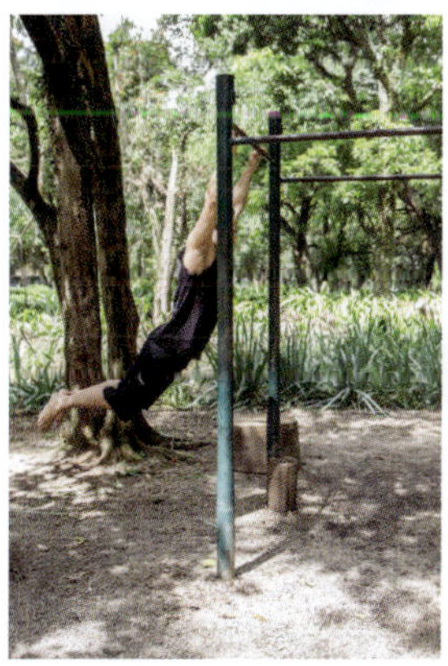

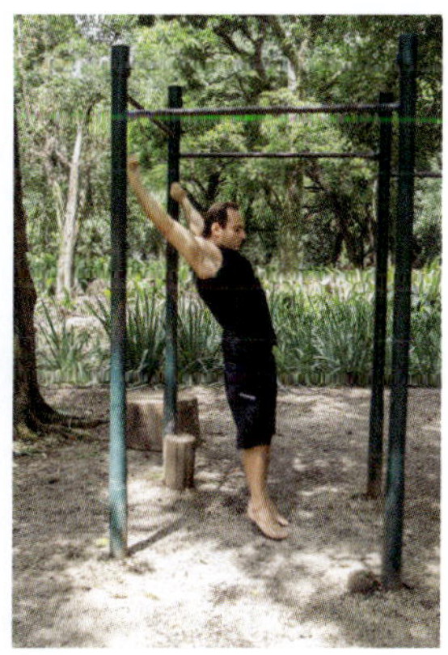

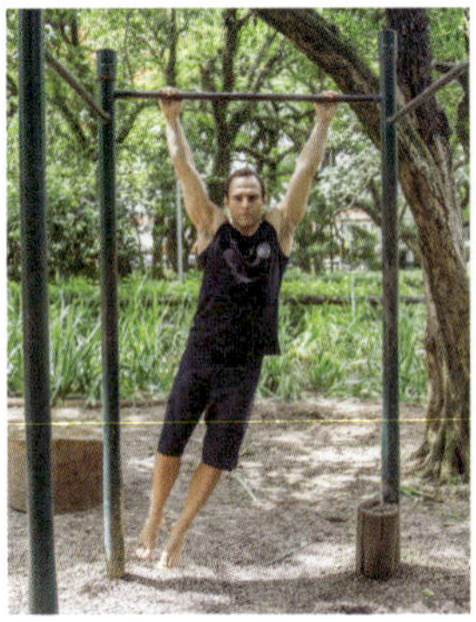

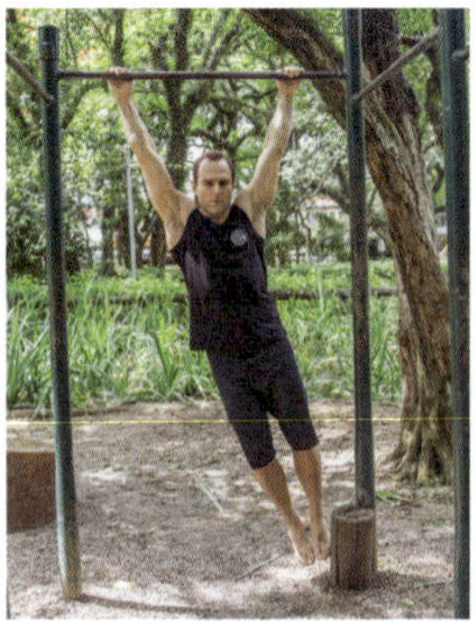

Balanço lateral

Gera energia para o movimento por meio do movimento lateral do corpo. A transferência do peso do corpo de uma mão à outra permite a locomoção lateral de forma eficiente, com mínimo dispêndio de energia. Os braços devem estar completamente estendidos e o movimento parte dos quadris.

Travessia com balanço

Utilizada para atravessar uma superfície horizontal com as mãos, com o uso do balanço do corpo à frente ou para o lado, aproveitando o momento linear do movimento.

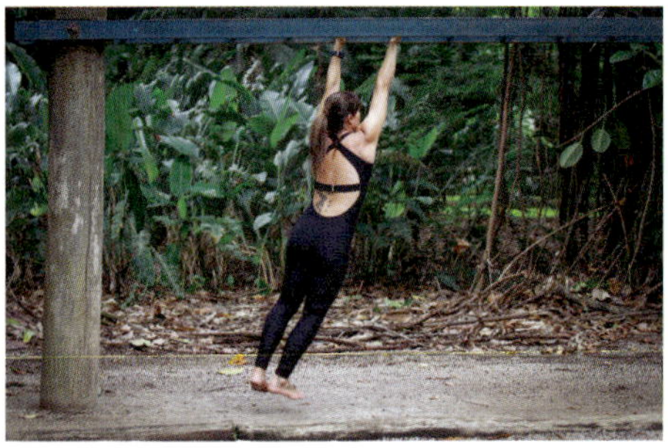

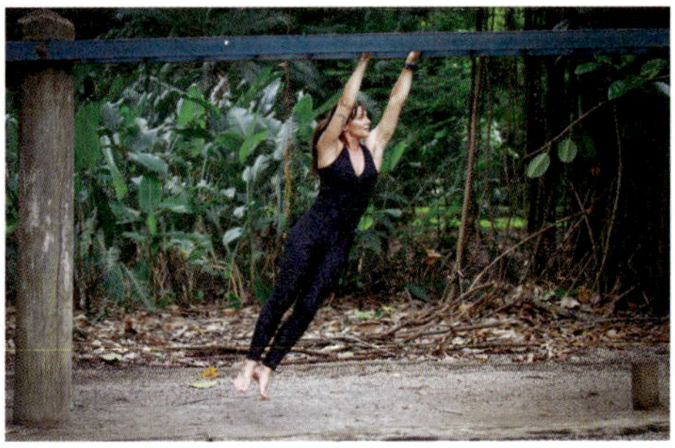

Travessia na força

Utilizada para atravessar uma superfície horizontal pelas mãos, e requer mais força e velocidade, à frente ou para o lado. A ação muscular é mais intensa, a cintura escapular está encaixada, e os joelhos, flexionados à frente, alternam-se com o apoio das mãos na superfície de apoio, gerando um movimento explosivo.

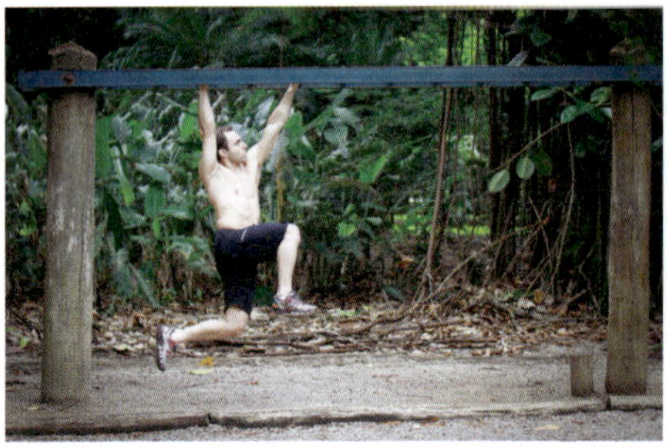

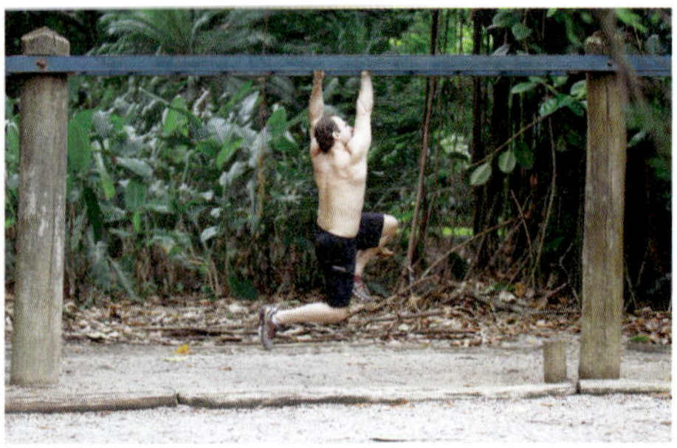

Travessia em quatro apoios

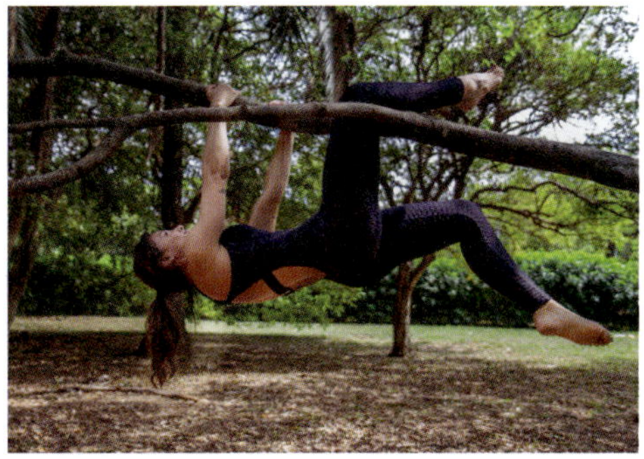

Utilizada para atravessar uma superfície horizontal estreita, assegurando uma base firme de apoio. As pernas se elevam acima da superfície e fazem um gancho: ou pelos tornozelos, ou ainda mais potente, travando a parte posterior dos joelhos sobre a superfície. Para realizar a travessia, as pernas e os braços se movem alternadamente.

Subida com balanço em três apoios

Utilizada para subir numa superfície estreita por meio do impulso de uma perna. Uma das pernas se engancha na superfície, enquanto a perna livre impulsiona o tronco para cima da barra.

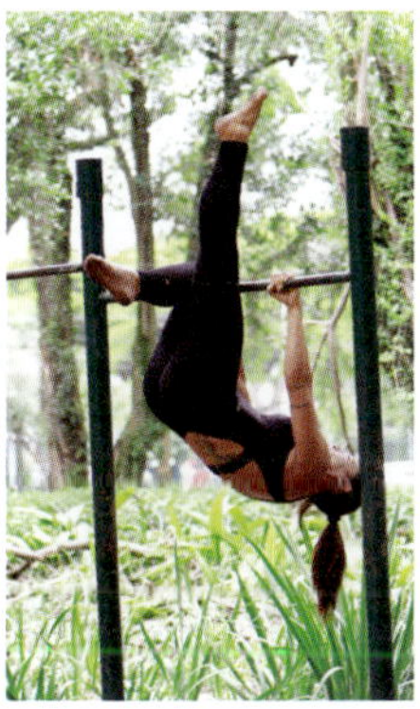
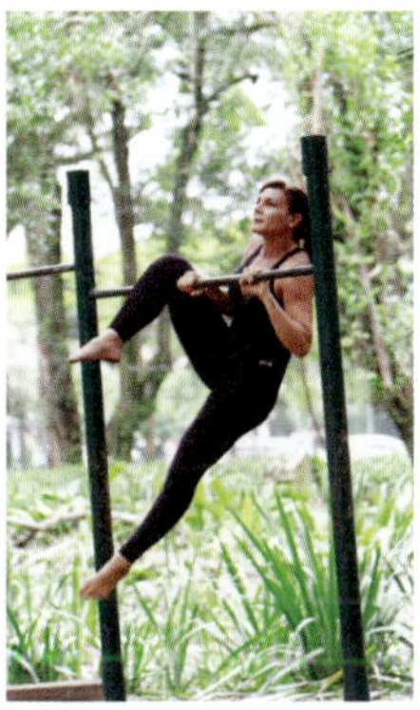
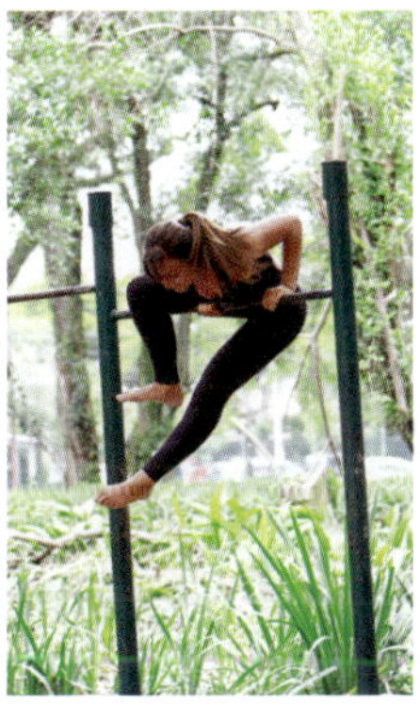
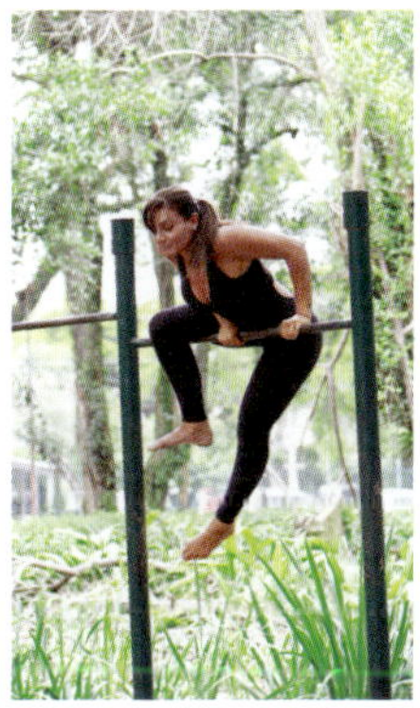
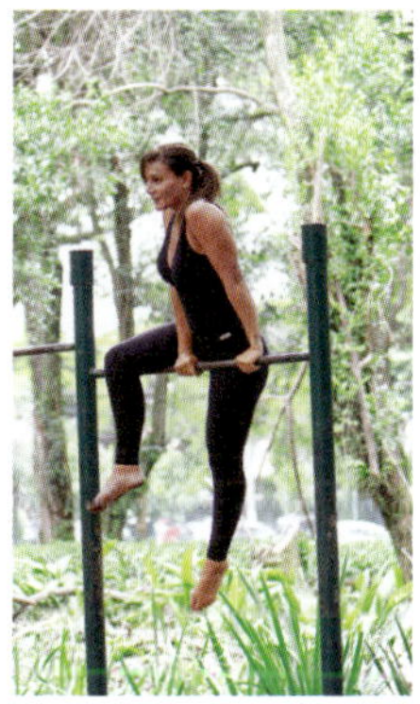

Subida com apoio dos cotovelos

Utilizada na subida e suportada pelos antebraços. Pode ser usada para descanso, ou para reposicionar o corpo, antes da elevação de todo o tronco sobre a superfície de apoio.

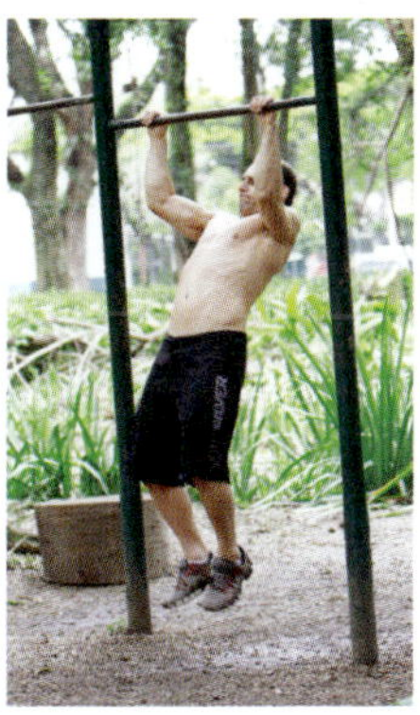
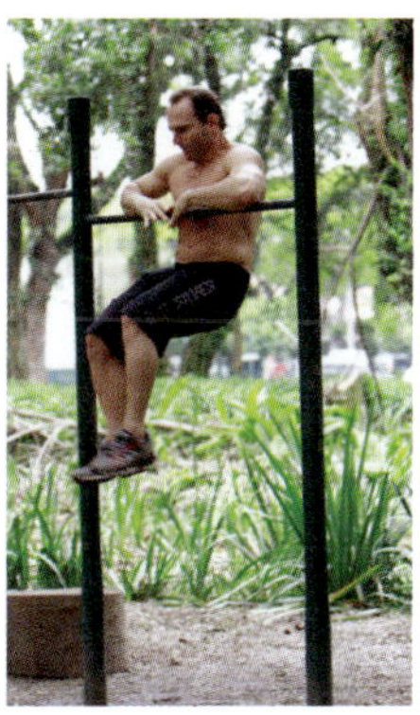
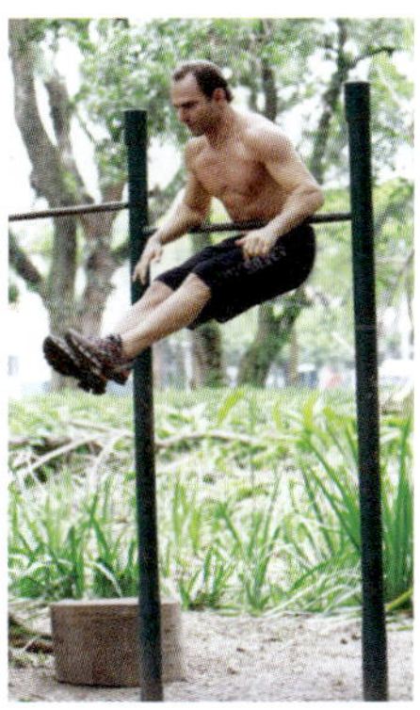
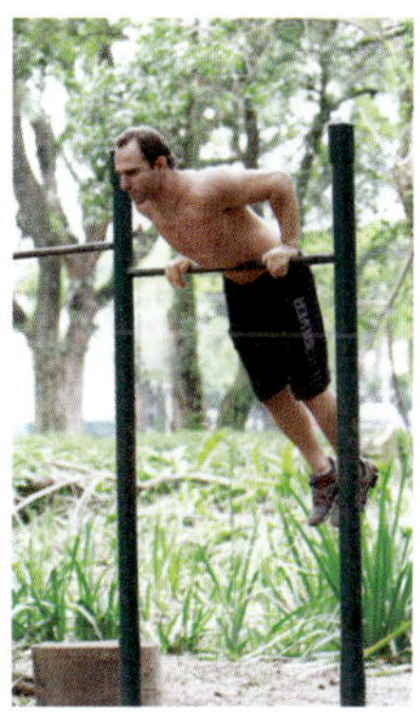
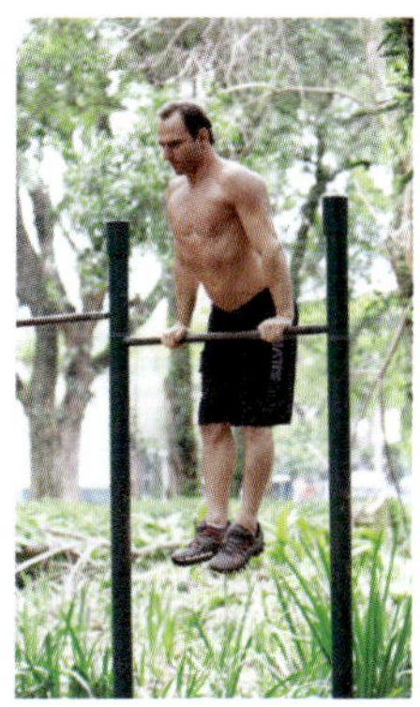

Barra com balanço

Utilizada para elevar o corpo pendurado até a altura do queixo, com auxílio do momento linear gerado pelo movimento pendular.

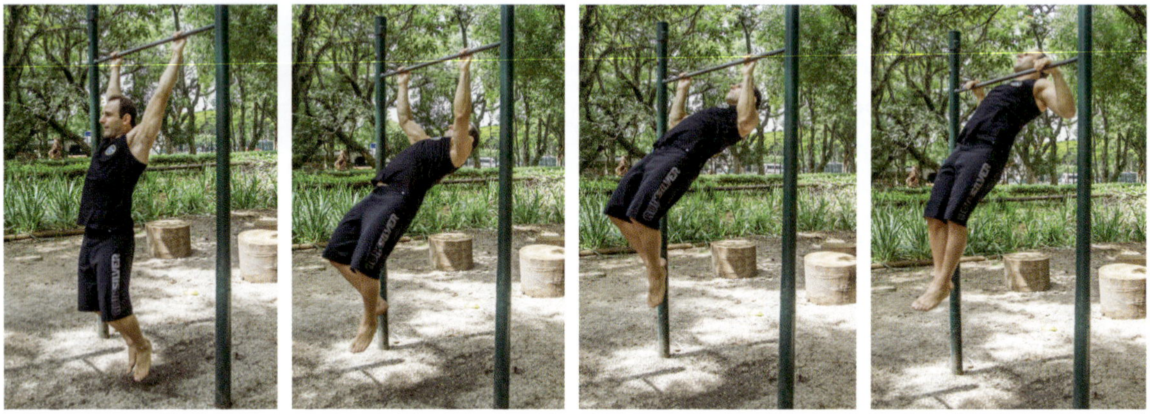

Barra na força

Utilizada para elevar o corpo pendurado até a altura do queixo, com ação da força integrada de todo o corpo.

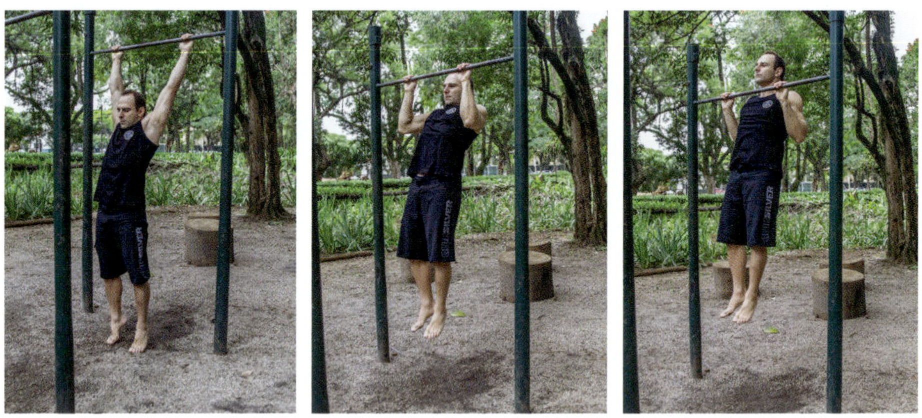

Subida com balanço

Utilizada para subir numa superfície, com apoio das mãos, num movimento explosivo gerado pelo momento linear do corpo em movimento pendular. O tronco deve permanecer próximo à superfície.

Eleva-se o corpo o máximo possível, por meio da puxada do corpo para cima, seguida do giro dos cotovelos para cima, para finalizar o movimento, empurrando a superfície para baixo enquanto os cotovelos se estendem.

Subida na força

Utilizada para subida, por meio do engajamento da força de todo o corpo. O movimento se inicia com *dead hang*, seguido de execução da barra até a linha do peito, puxando o corpo para cima. É realizado o giro dos cotovelos para cima, para empurrar a superfície de apoio e elevar o corpo. A finalização é feita com os cotovelos estendidos e o tronco acima da superfície de apoio.

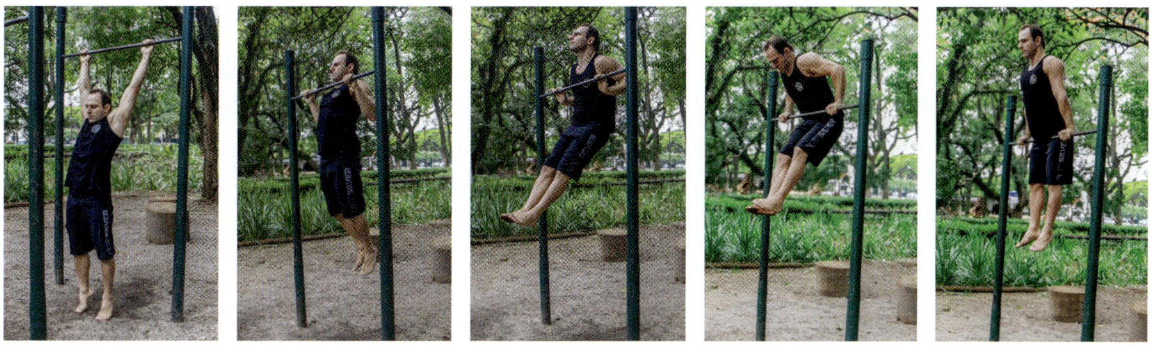

Subida com giro (oitava)

Utilizada para subir por meio do giro do corpo sobre o eixo da superfície horizontal. Inicia-se com o movimento de uma barra. As pernas realizam um giro sobre o eixo da superfície, e os quadris são elevados sobre a superfície. Executa-se um rolamento do tronco para trás.

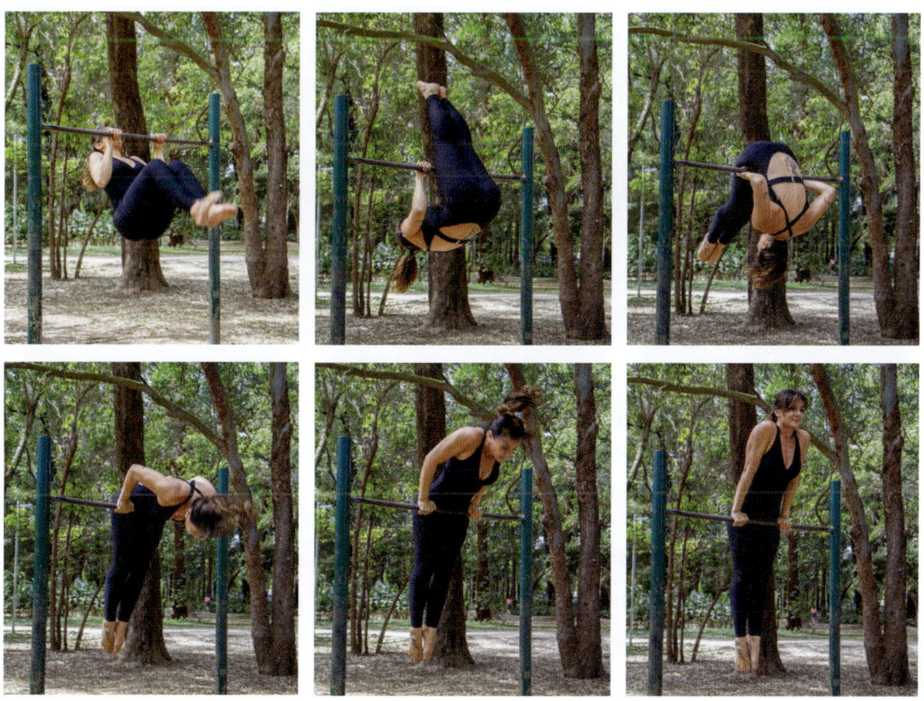

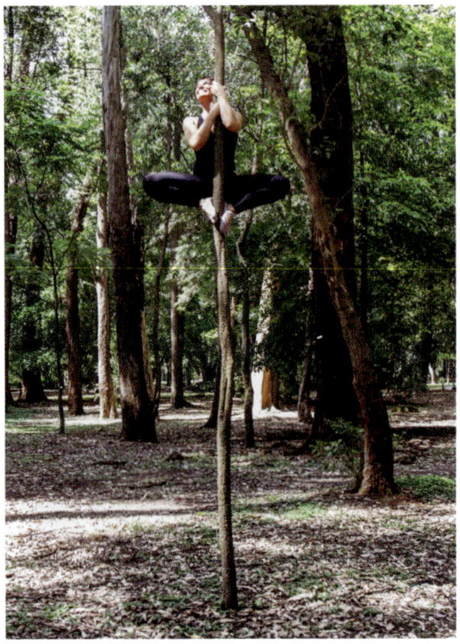

Subida em superfícies verticais

Subida em árvore/corda

Utilizada para subidas verticais, com auxílio ou impulso das pernas. Existem diferentes técnicas de subida. Uma das mais simples é encaixar os pés sobre a superfície de apoio e afastar os joelhos. Isso exige boa mobilidade dos quadris. As mãos acompanham o movimento das pernas, mas quem exerce a força são as pernas, que realizam o movimento de impulsão vertical simultaneamente. Outra maneira é caminhar sobre a superfície (no caso de uma superfície rígida), com os braços estendidos e o centro de gravidade um pouco mais baixo que os pés. Nesse caso, é necessário exercer mais força nos membros superiores.

Escalada em parede

Utilizada para subir ou transpor um obstáculo vertical alto. Dependendo da altura do obstáculo, pode-se começar com um salto, para encaixar as mãos sobre a borda. O movimento também se inicia com as pernas, que empurram o centro de gravidade para cima, ao mesmo tempo que os braços se flexionam e puxam o tronco.

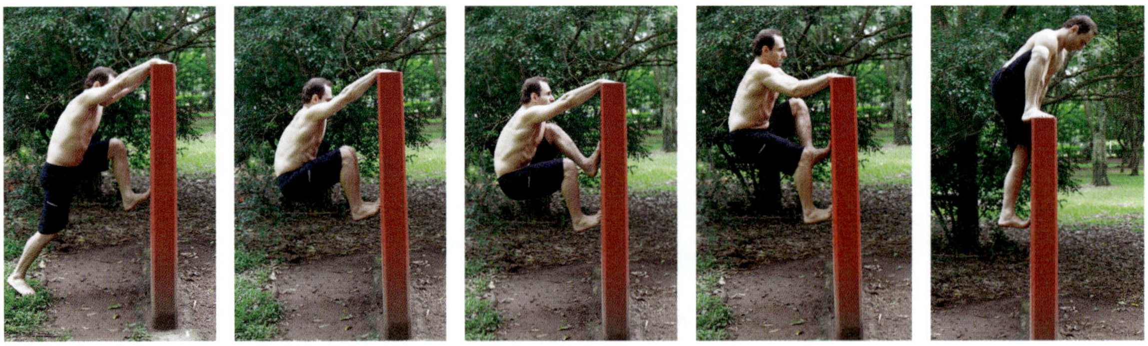

LANÇAR E RECEBER

Requer foco, atenção, velocidade de reação, ritmo, coordenação e desenvolve a habilidade de gerar força para realizar estas habilidades de manipulação de forma precisa e dinâmica. Além da aplicabilidade no dia a dia, são, também, muito utilizadas em jogos e brincadeiras.

Lançar

Lançamento rotacional

Utilizado para lançar rapidamente um objeto relativamente pesado, a partir do *momentum* gerado pela rotação do corpo. Para iniciar o movimento, posiciona-se o corpo diagonal ou perpendicularmente ao alvo. As duas mãos carregam o objeto a ser lançado, e, com os cotovelos estendidos e o tronco ereto, realiza-se uma flexão dos joelhos e dos quadris, enquanto o tronco realiza um balanço para trás, com um giro suave. Ao atirar o objeto à frente por meio do giro do tronco à frente, estendem-se joelhos e quadris.

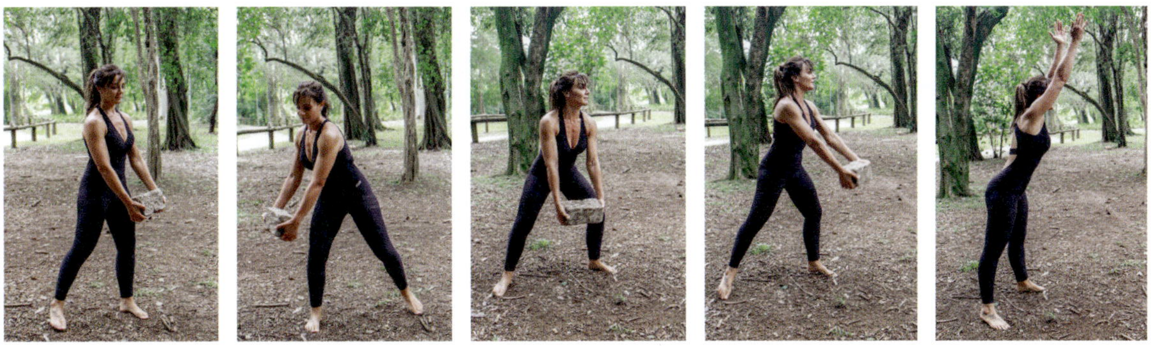

Lançamento rotacional unilateral

Utilizado para lançar um objeto leve a uma longa distância. Nesse movimento, o giro é bem mais acentuado. O objeto fica na altura do queixo, próximo ao corpo. O braço oposto ajuda a realizar o giro do tronco. O peso do corpo é transferido de uma perna para a outra.

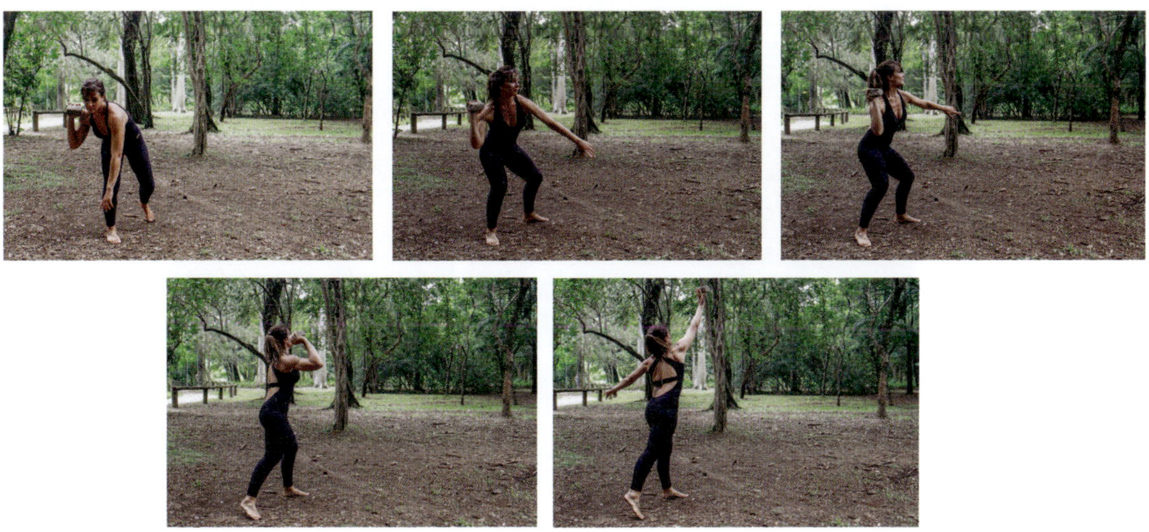

Lançamento com balanço

Utilizado para lançar um objeto de baixo para cima, ou sobre um obstáculo, sem muita precisão. O objeto fica posicionado entre os dois joelhos, afastados e semiflexionados. Já o tronco se mantém firme, e os quadris, flexionados. Os cotovelos ficam estendidos, e o movimento é gerado pela explosão dos quadris à frente e pela extensão dos joelhos.

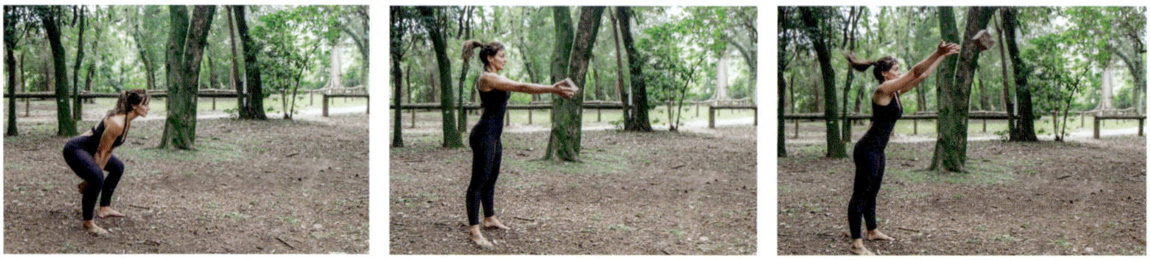

Lançamento acima da cabeça

Usado para lançar um objeto sobre um obstáculo, ou para atingir um alvo com impacto no chão. O objeto a ser lançado, com uma ou duas mãos, tem partida de trás e acima da cabeça, com o cotovelo flexionado para o alto.

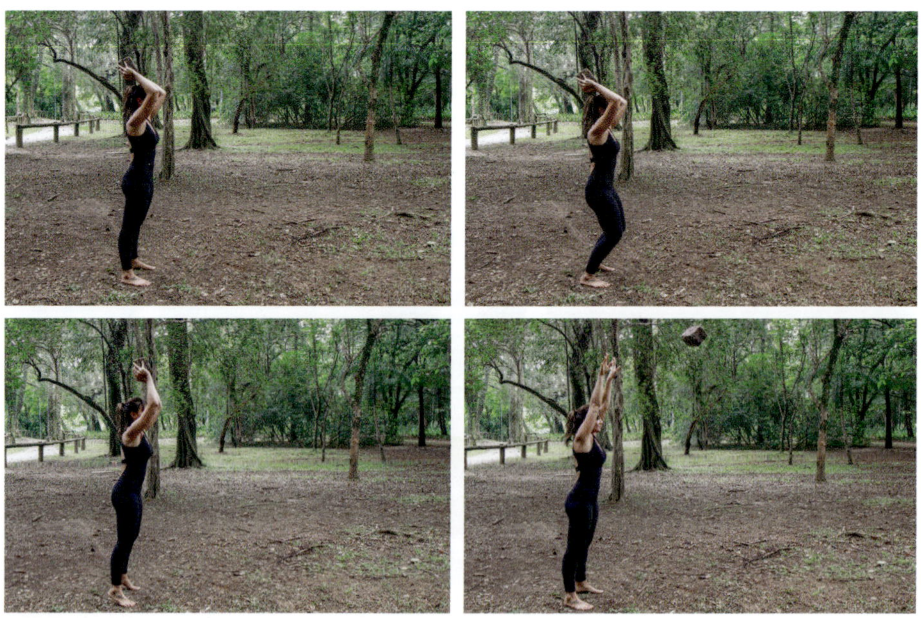

Lançamento na altura do peito

Aplicado para lançar um objeto à frente ou sobre algo, de maneira mais acurada e controlada. Permite o deslocamento à frente enquanto se realiza o lançamento. Ocorre em uma postura ereta e relaxada, com joelhos levemente flexionados, cotovelos apontados para baixo e o objeto entre as mãos, na linha do peito. O movimento acontece a partir do engajamento do *core* e da extensão dos braços, dos quadris e das pernas, ao mesmo tempo.

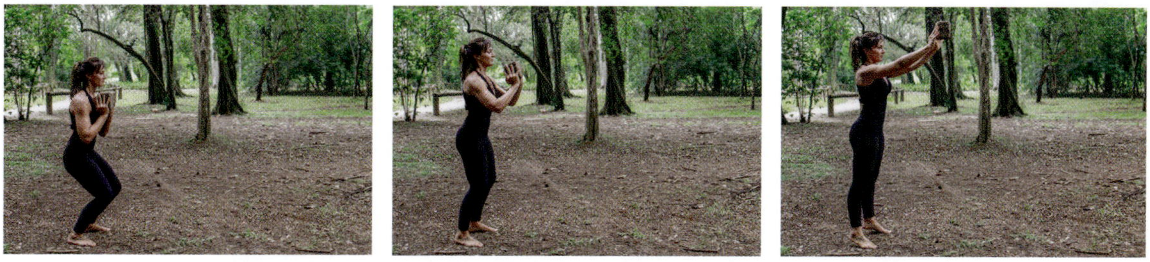

Lançamento unilateral na altura do peito

Utilizado para lançar um objeto leve, de forma precisa. O jeito mais eficiente para realizar esse movimento é por meio do afastamento anteroposterior das pernas, mas também pode ser realizado com afastamento lateral. O peso do corpo, que está na perna de trás, é transferido para a perna da frente ao lançar o objeto com o *core* engajado, ao mesmo tempo que o cotovelo se estende à frente em direção ao alvo.

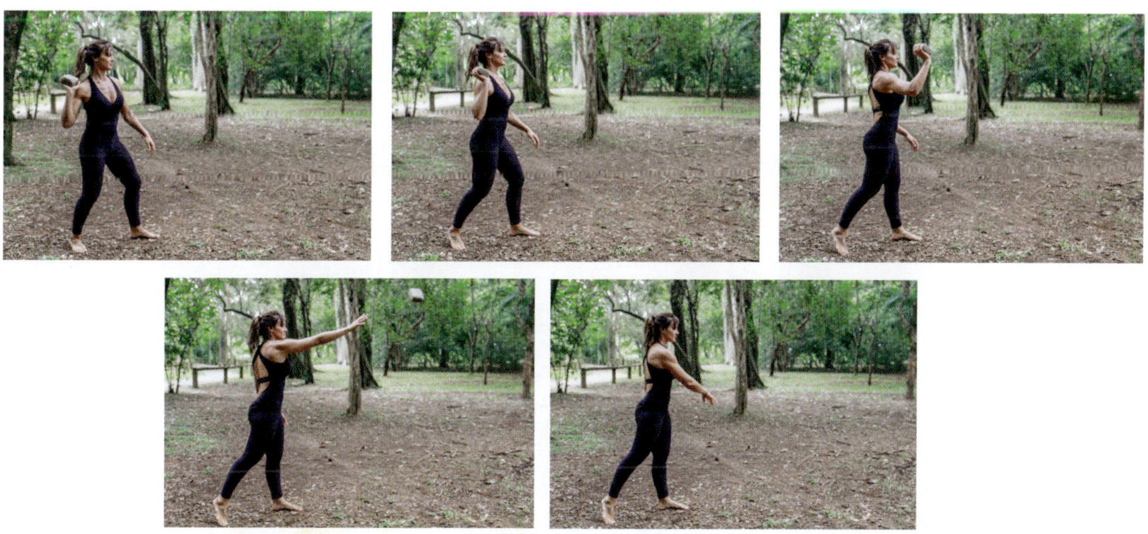

Receber

Recebimento com balanço

Efetivo para receber um objeto pesado a uma longa distância com menos impacto. O objeto é recebido com as duas mãos, braços estendidos e pernas afastadas. O amortecimento ocorre com a flexão dos joelhos e quadris.

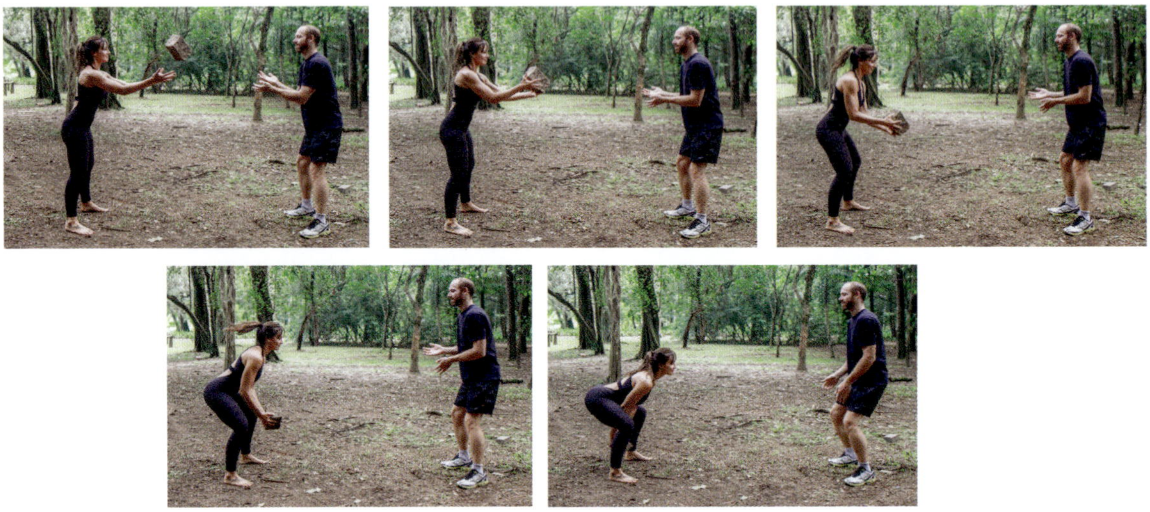

Recebimento rotacional com balanço

Utilizado para receber um objeto leve lançado em curta distância. Além de evitar contato do objeto com o corpo, suaviza o impacto. Ao receber o objeto com os braços estendidos, realiza-se uma rotação do tronco e dos quadris. As pernas acompanham o movimento.

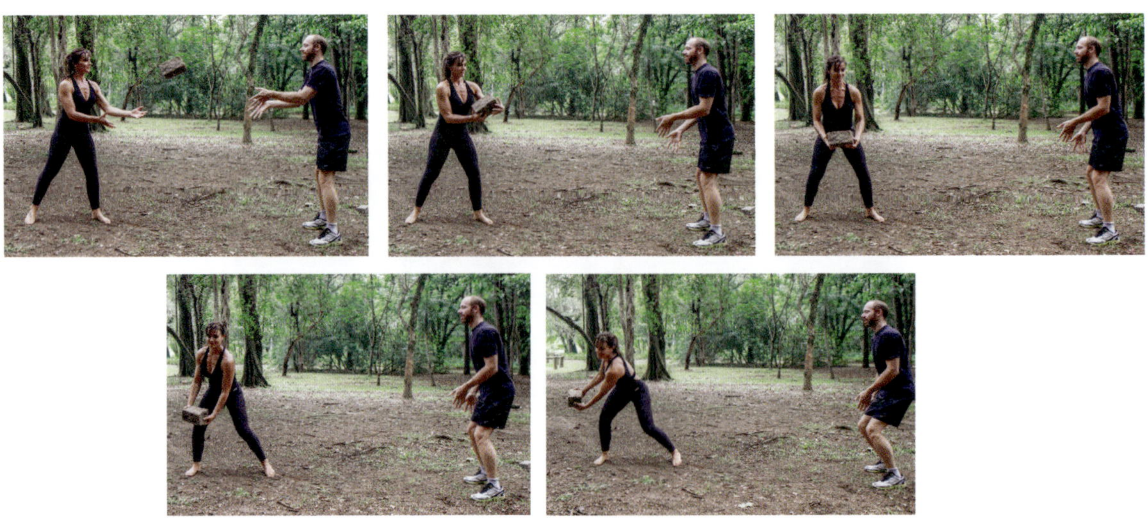

Recebimento na altura do peito

Usado para receber objetos normalmente vindos acima do peito ou na mesma linha deste, e permite que o corpo se movimente ao realizá-lo. Os braços ficam levemente flexionados, com os cotovelos para baixo, e as mãos se posicionam em frente ao peito. Os quadris e os joelhos podem flexionar-se para amortecer o impacto, dependendo do peso do objeto.

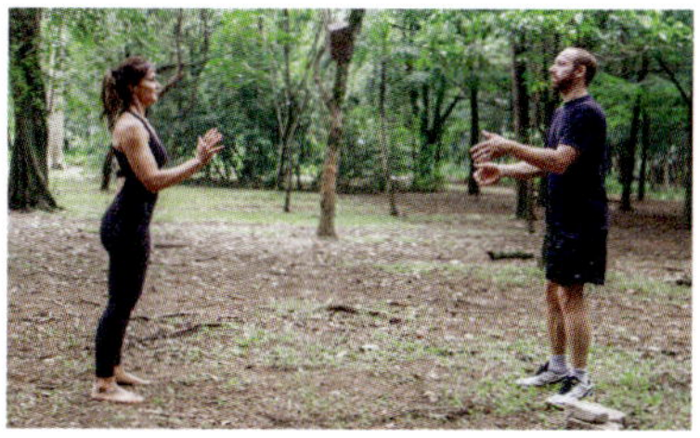
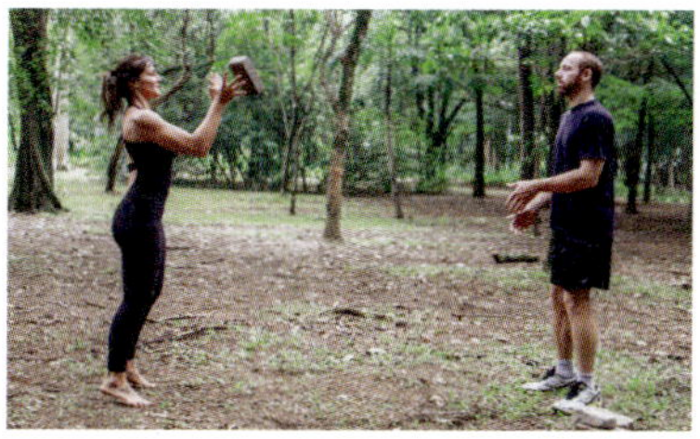
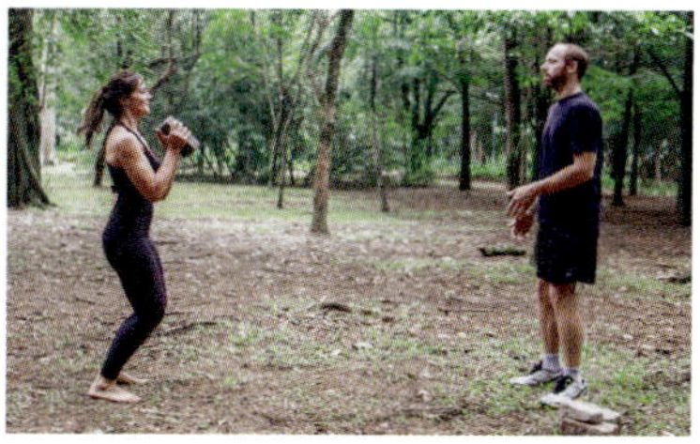

Recebimento com uma das mãos

Aplicado para receber objetos leves e pequenos, em uma grande variedade de posturas.

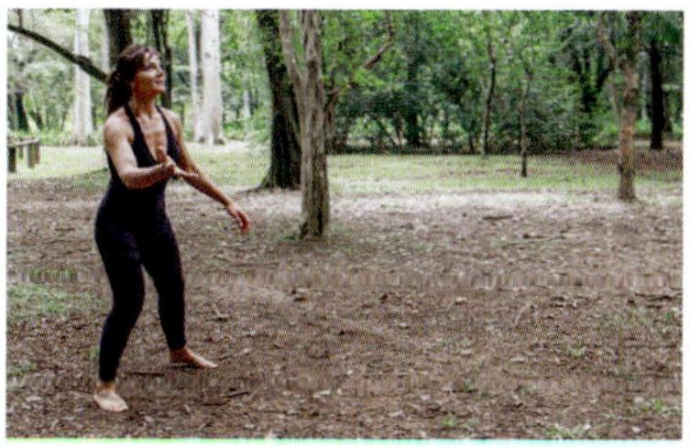
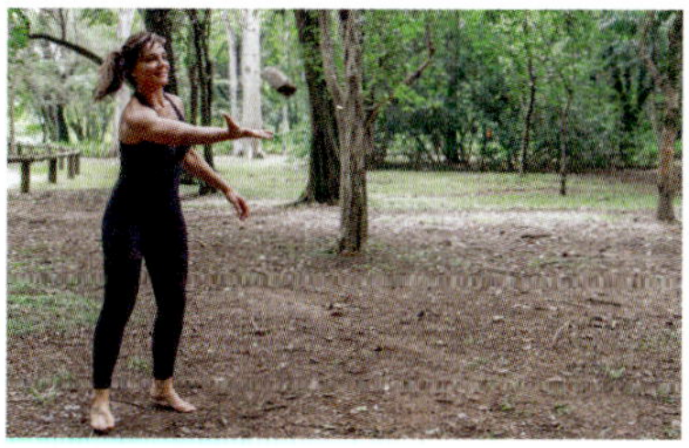
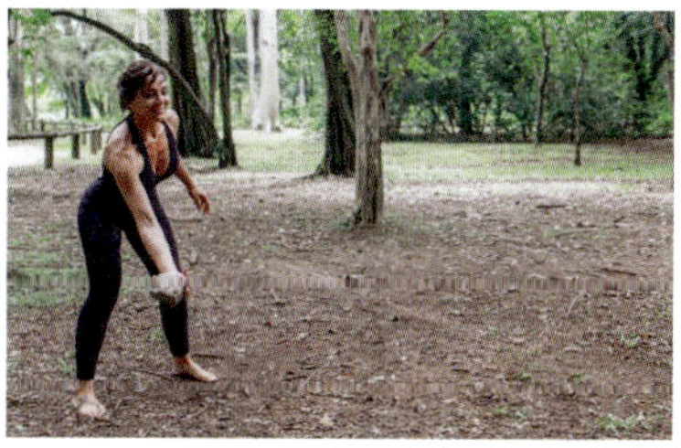

LEVANTAR E CARREGAR

Levantar ou *carregar* não depende apenas da força, mas muito da técnica empregada, da postura, da respiração correta, da velocidade e do ritmo de execução de movimentos complexos. No caso de treinamento com sobrepeso, especialmente quando o peso se concentra sobre o peito, é recomendado que ocorra uma retenção com pulmões cheios, aumentando a pressão intratorácica. E, então, a expiração acontece ao completar o movimento. Além de proteger, "Essa pressão torácica pode aumentar o desenvolvimento da força em 10%" (Weineck, 1999, p. 319).

Ao expirar completamente o ar e ativar a musculatura intratorácica, realizamos uma manobra chamada *bracing*, que ajuda a manter a integridade do torso e, consequentemente, da coluna. O *hollowing-in* ou aprofundamento do abdome, embora menos efetivo que o *bracing*, também ajuda a proteger, sobretudo, a região da coluna lombar. O ideal é que sejam realizados simultaneamente para evitar lesões e aumentar a eficiência do movimento ao manipular sobrepesos.

Levantar

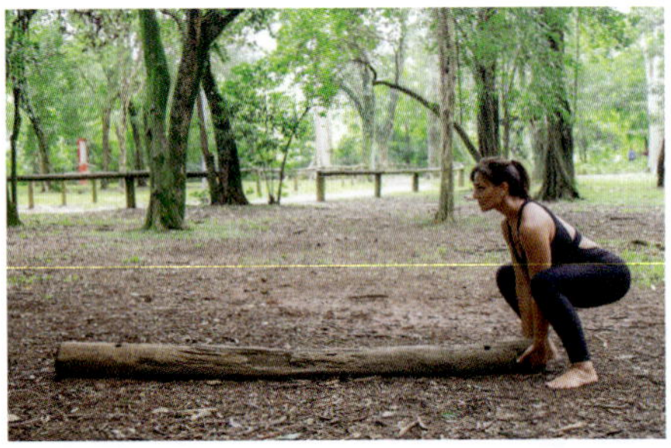

Agachamento

Movimento utilizado para elevar ou rebaixar um objeto, com a flexão dos membros inferiores. Em pé, com o tronco firme e estável, execute uma flexão dos quadris, seguida da flexão dos joelhos e dos tornozelos, como se fosse sentar numa cadeira, levando os quadris para trás e transferindo o peso do corpo para os calcanhares.

Não permita que os joelhos se unam ou se afastem demais em relação à linha dos dedos dos pés, que devem estar ligeiramente voltados para fora. Aos poucos, aprofunde a postura, conforme ganha mais força e flexibilidade.

Outra possibilidade de agachar-se é realizar o movimento pela bola dos pés. Sem o apoio dos calcanhares, o tronco desce perpendicular ao solo, até os quadris tocarem os calcanhares elevados.

Terra

Permite levantar objetos pesados do chão. A posição inicial é em pé, com afastamento lateral médio das pernas. Os joelhos devem apontar para as pontas dos pés. O ideal é aproximar-se o máximo possível do objeto, de forma que ele fique o mais próximo do centro de gravidade do nosso corpo. Flexione e estenda os joelhos e os quadris, mantendo o tronco estável e os braços estendidos ao segurar o objeto.

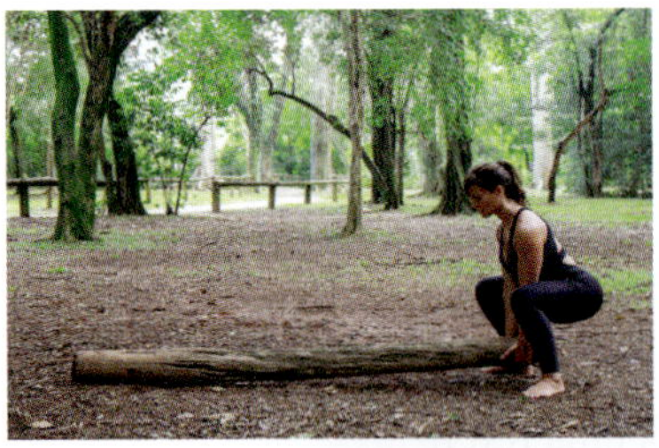
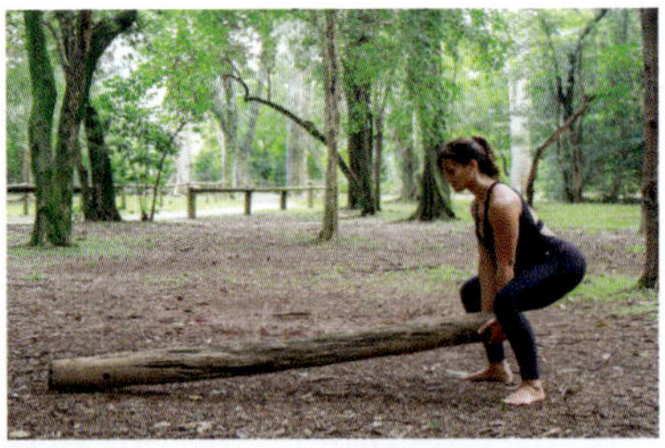
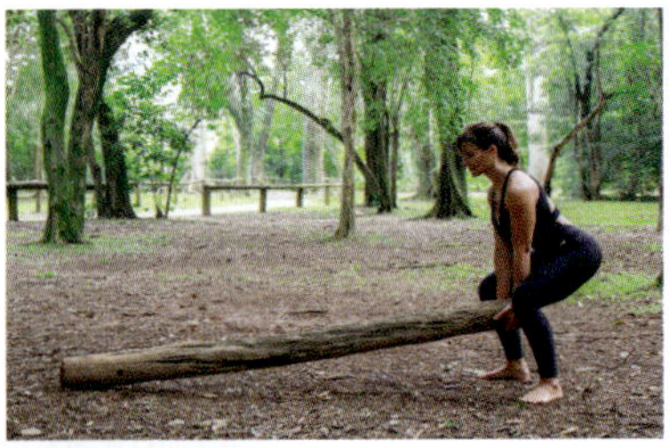
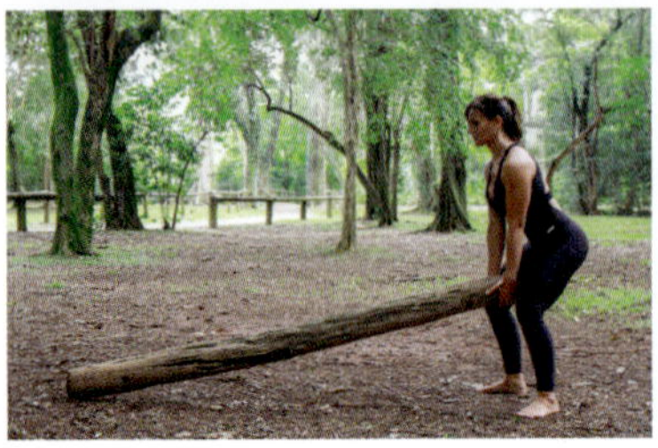
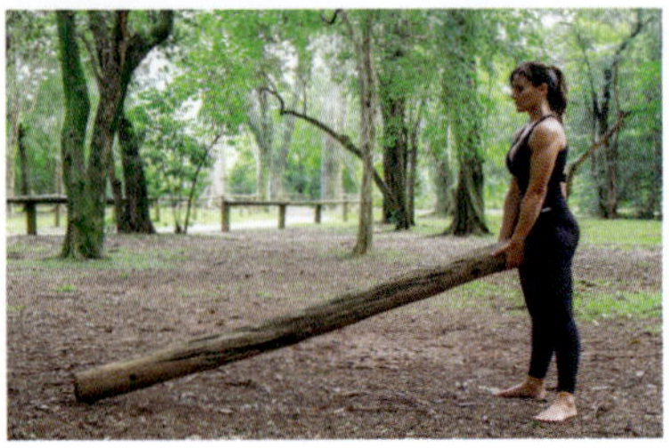

Lapping

Utilizado para fazer ajustes na pegada e reposicionar um objeto antes de levantá-lo. Esse movimento é realizado apoiando o objeto sobre as coxas, num meio agachamento ou num agachamento profundo, dependendo do peso do objeto.

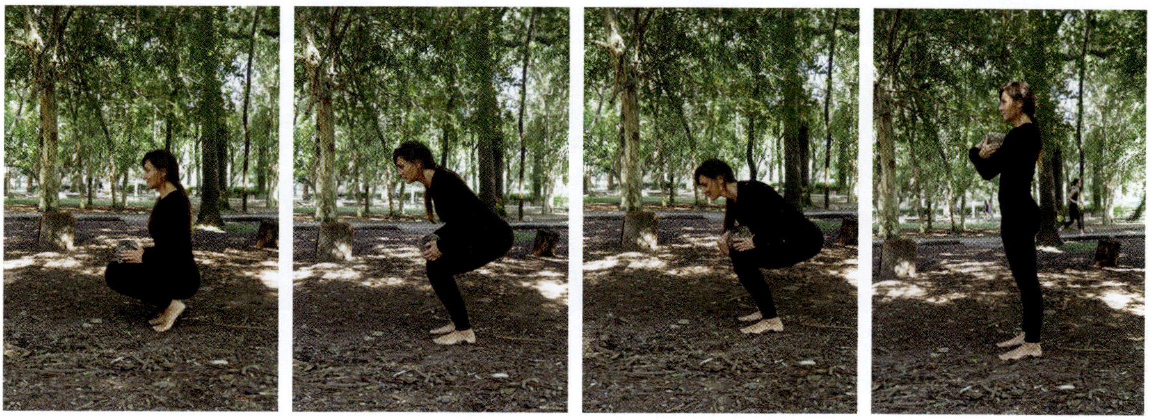

Clean

Usado para levantar um objeto do chão (*power clean*) ou acima dos joelhos (*hang clean*) até o peito ou ombros. Certifique-se de que os pés estejam na mesma largura dos quadris. Quando estiver corretamente alinhado, abaixe os quadris e desça o tronco para pegar o objeto, com as costas eretas. Num movimento explosivo, retire o objeto do chão, estendendo as pernas e empurrando os quadris para a frente, realizando uma extensão dos tornozelos, dos joelhos e dos quadris. Isso é chamado de *extensão tripla*. Você deve estar nas pontas dos pés com os ombros retos e os braços ainda estendidos. Depois da extensão tripla, os cotovelos se flexionam e se elevam lateralmente e acima dos ombros, empurrando o objeto para cima. Em seguida, posiciona-se para receber o objeto. Isso é feito rodando os cotovelos para baixo e para dentro, enquanto os quadris e joelhos se flexionam. Com o peso estável, os cotovelos se aproximam e os punhos giram para a frente, de forma que os dedos das mãos apontem para trás.

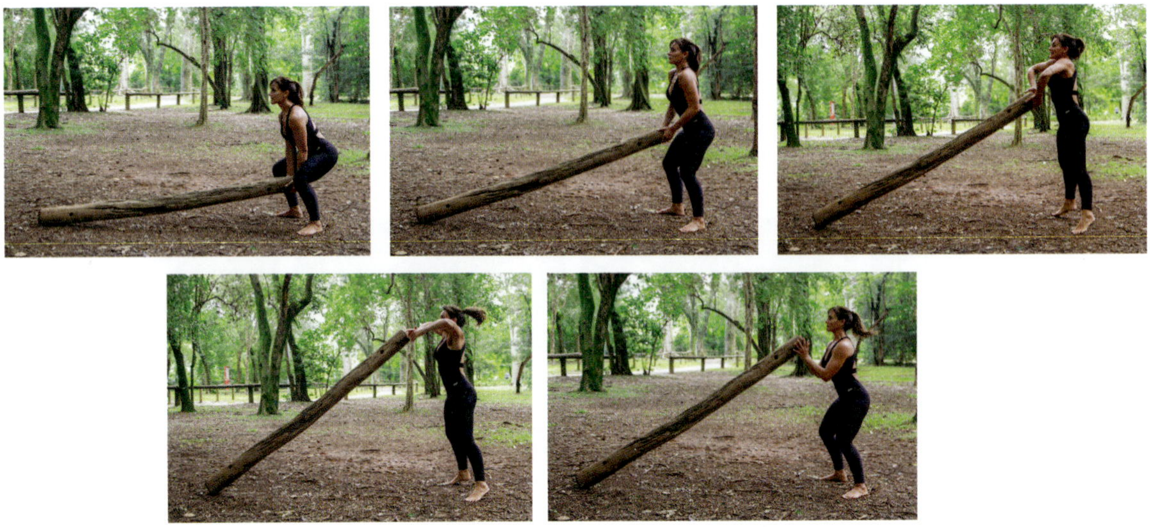

Jerk-split jerk

Utilizado para elevar um objeto pesado acima da cabeça, partindo da linha do peito ou do ombro.

É um movimento rápido e explosivo. Incline o seu corpo à frente, flexionando seus joelhos e tornozelos e, depois, explosivamente, levante o objeto impulsionando-o para cima e se posicionando logo abaixo dele. Para completar o *jerk*, os braços devem estar completamente estendidos acima da cabeça e são necessários afastamento lateral das pernas, joelhos estendidos e pés na largura dos quadris. No *split jerk*, as pernas se afastam no sentido anteroposterior ao realizar a extensão do peso acima da cabeça. Entretanto, a finalização também é feita com as pernas estendidas e unidas na largura dos quadris.

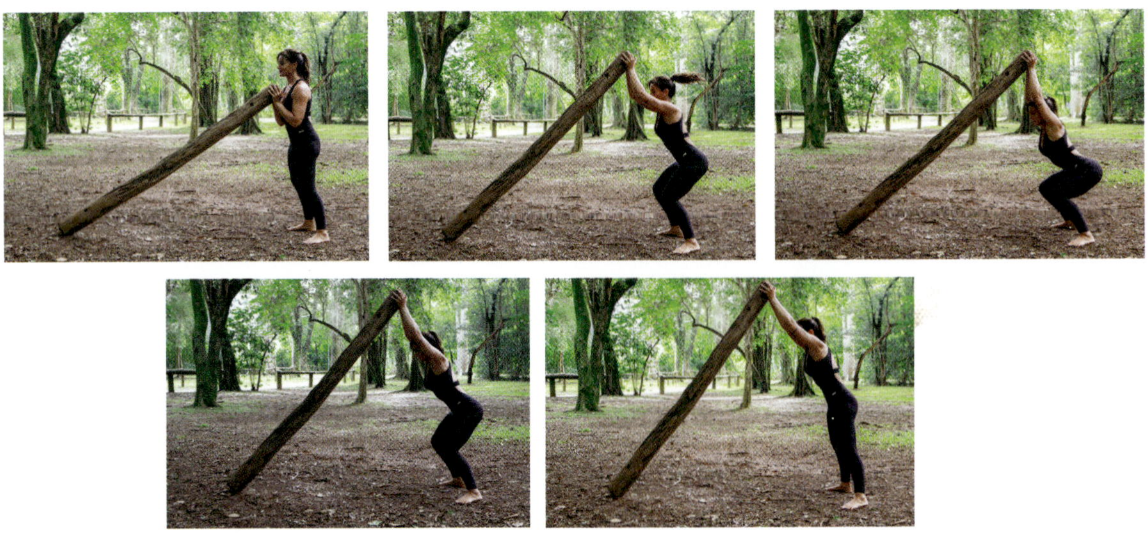

Push-press

Muito similar ao *jerk*, mas utilizado para elevar objetos mais leves, com mais ação dos braços e menos movimento dos quadris e das pernas. Em pé, executa-se uma leve flexão dos quadris, dos joelhos e dos tornozelos, que alavancam o movimento dos ombros, dos cotovelos e dos punhos, até a extensão completa, com o objeto acima da cabeça.

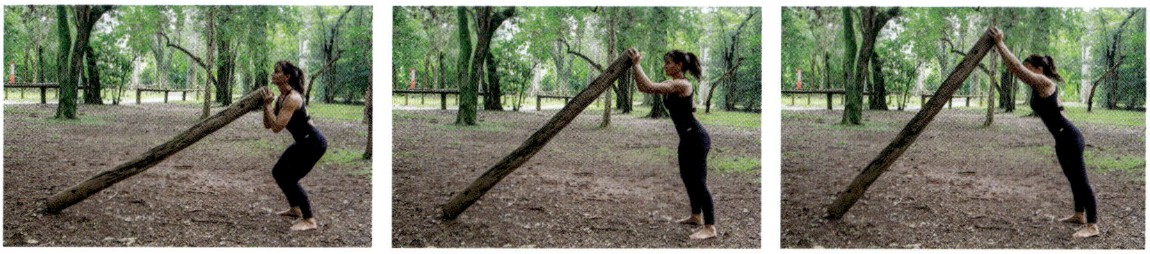

Arranco

Utilizado para levantar objetos do chão para cima da cabeça, num movimento único explosivo. Para realizar o levantamento, os pés devem estar firmes no chão, afastados na largura dos ombros e levemente virados para fora. O objeto deve estar bem próximo do centro de gravidade e o ideal é posicioná-lo entre os pés, com os braços estendidos, preparados para puxar. O tronco deve estar firme, e a cabeça, em posição neutra ou levemente levantada. O movimento de extensão dos joelhos, seguido da extensão dos quadris, eleva o objeto do chão, e, à medida que ele sobe, os cotovelos se flexionam e se abrem para fora. A finalização é feita por meio da extensão dos ombros e dos cotovelos, seguida da extensão dos quadris e joelhos, com o objeto acima da cabeça.

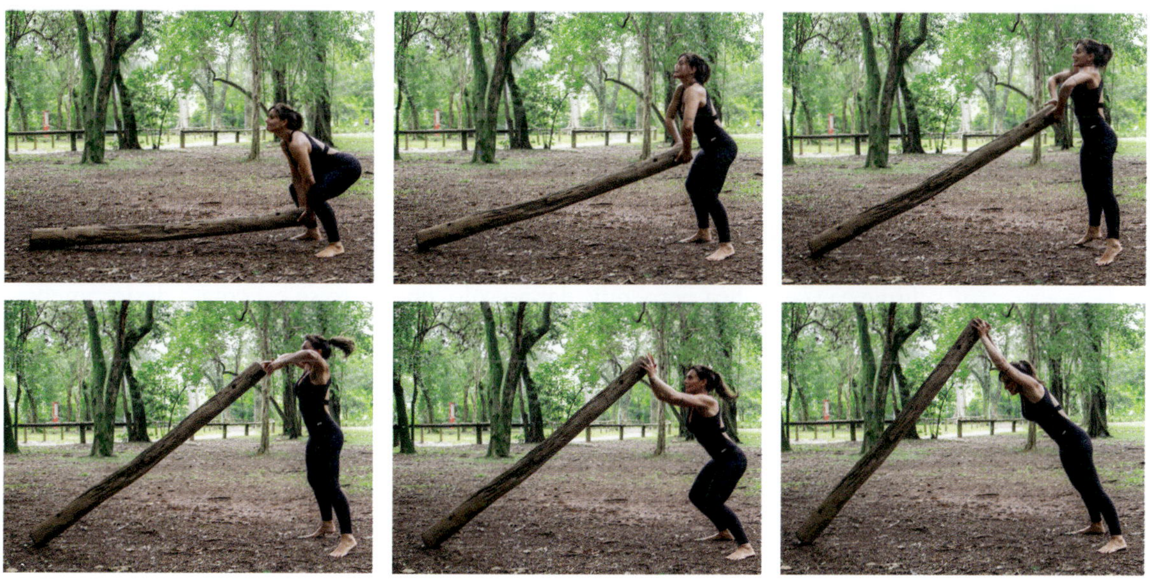

Carregar

Carregar na cintura

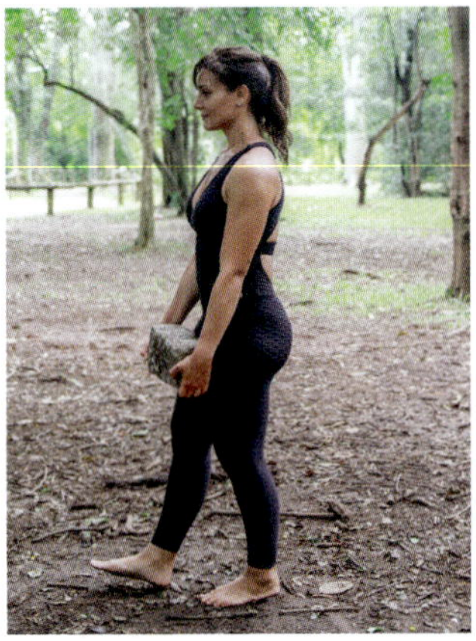

Usado para movimentar objetos pesados ou para poupar energia quando não é necessária muita velocidade no deslocamento. Os braços devem se manter estendidos, para economizar o esforço, e o objeto mantido próximo ao corpo.

Carregar no peito

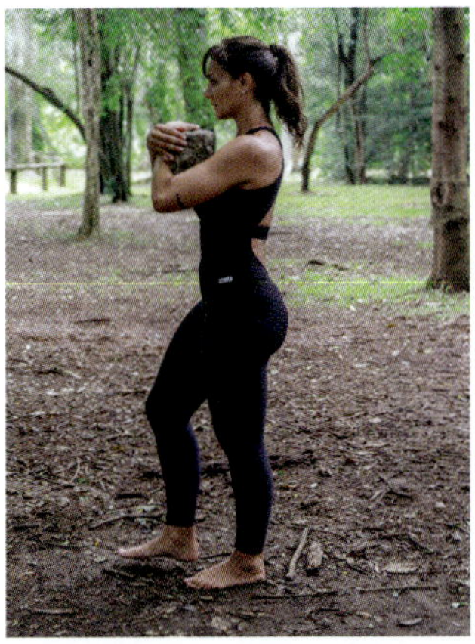

Aplicado para movimentar um objeto relativamente pesado e pequeno, e mantê-lo seguro pelos braços, com certa velocidade. Podem-se utilizar diferentes pegadas com o objetivo de manter o objeto próximo do corpo: entrelaçando os dedos, cruzando os antebraços à frente do objeto, segurando cotovelos opostos.

Carregar no ombro

Utilizado para movimentar um objeto da maneira mais rápida possível, minimizando esforços com os braços. Permite carregar objetos pesados e mais longos. O objeto deve ser equilibrado entre os ombros e o pescoço, e o tronco, firme e estável, fica perpendicular ao solo, enquanto se executa o deslocamento.

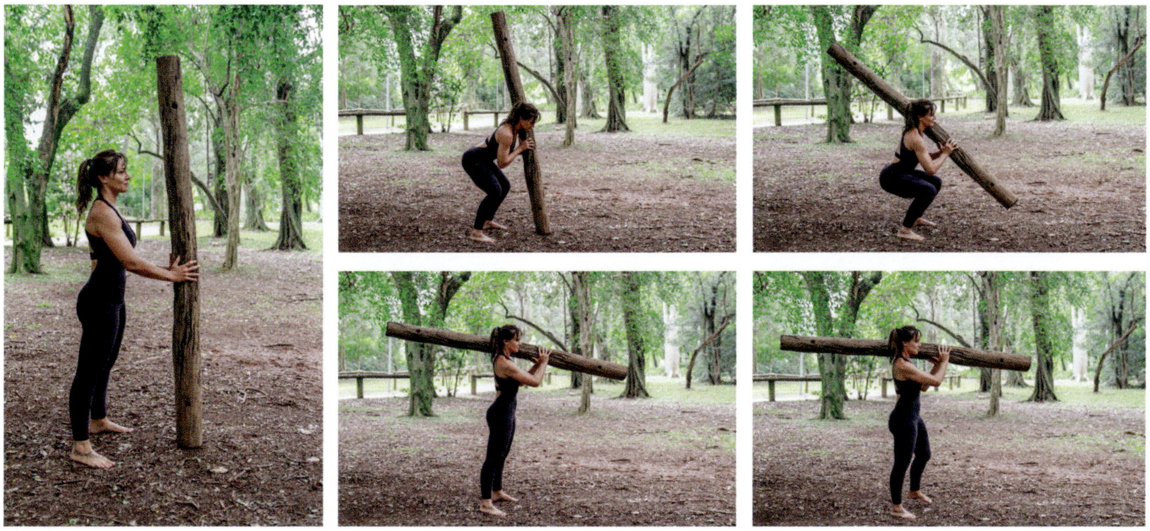

BIOENERGIA

3

BioEnergia é o nome que denomina a força vital do organismo no Treino Gaia, é a energia que movimenta a máquina da vida. É um termo utilizado também na bioquímica para designar processos de obtenção de energia renovável a partir de fontes biológicas.

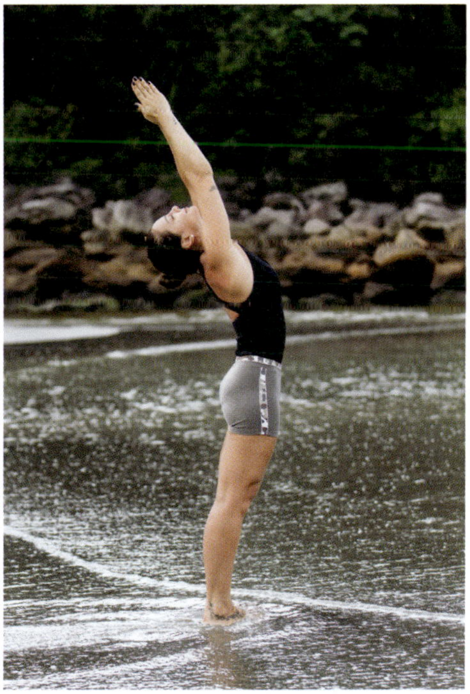

Em todos os processos vitais, a energia está envolvida de modo que a saúde do indivíduo está diretamente relacionada ao seu nível de energia. Uma pessoa deprimida, por exemplo, encontra-se com a BioEnergia reprimida: a respiração e as funções metabólicas estão diminuídas, há falta de ânimo, de vigor, de apetite e baixa na libido.

A energia vital se encontra em toda parte: no ar, na água, nos alimentos, nos organismos vivos e em toda a natureza. Nossas fontes de reabastecimento energético são o sol, o ar que respiramos, o ar livre que toca nosso corpo, a água que bebemos, os alimentos que ingerimos, as emoções positivas e as relações saudáveis – com o outro, consigo mesmo e com a natureza.

A energia absorvida do meio é transformada e distribuída por canais sutis. Pode-se considerar que a *BioEnergia é a força que une o corpo e a mente*. Corpo e mente não estão separados. Embora esse conceito pareça um tanto abstrato, tradições milenares já obtinham tal conhecimento. A Medicina Ayurvédica e o *Yoga* chamam essa energia de *Prāṇa*; a Medicina Chinesa, de *Chi*; a Medicina Japonesa, de *Ki*; a Cabala, de *luz astral* – e essas são algumas de muitas tradições que reconhecem o corpo na sua integralidade. Linhas mais atuais de terapias psicossomáticas também se baseiam no conhecimento das energias sutis, da sua relação no equilíbrio do corpo-mente e na influência dessa energia no bem-estar geral do indivíduo. Inúmeras pesquisas têm comprovado os efeitos benéficos de práticas utilizadas para o equilíbrio energético, como exercícios de respiração, acupuntura, *Chi Kung*, *Yoga* e massagem.

Distúrbios relacionados à captação, à circulação, à transformação e à exteriorização dessa energia provocam estagnação ou bloqueios, que se manifestarão em desequilíbrios físicos, emocionais ou psíquicos e, consequentemente, em doenças.

Existem meios para atingirmos o equilíbrio energético, e essas atividades envolvem a intenção, a atenção e a concentração por meio de posturas psicofísicas que harmonizam os fluxos internos da BioEnergia e sua troca com o meio.

CHI KUNG

Utilizaremos técnicas simples e eficazes do *Chi Kung* (*Chi* ou *Qi*, de "energia", *Kung* ou *Gong*, de "movimentação") para percepção, captação e direcionamento dos fluxos de energia. Ao adquirirmos mais consciência sobre nosso corpo, dos aspectos mais densos aos mais sutis, podemos aprender a dissolver tensões e bloqueios físicos e emocionais. Em uma pessoa saudável, a energia tende a fluir livremente pelo corpo, em todas as direções. A doença nada mais é que uma estagnação de energia. O objetivo é promover a circulação livre de energia. Nesse sentido, a Medicina Chinesa relaciona estados emocionais e mentais aos distúrbios do corpo físico; portanto, a mente deve esvaziar-se de pensamentos, para que a energia flua pelo corpo. Se a mente está calma, o *Chi* pode fluir livremente, e, se o *Chi* flui livremente, a mente se acalma.

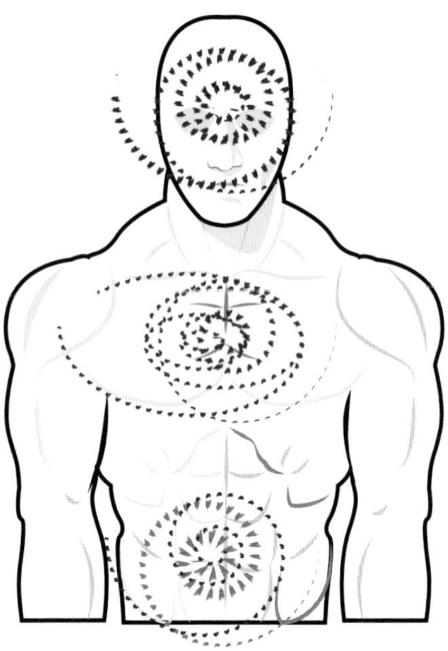

Intenção mental no *Dantian* inferior

Dantians são centros de energéticos responsáveis pelo equilíbrio e pela circulação do *Chi* pelo nosso corpo. Na figura ao lado, estão destacados: *Dantian* superior, médio e inferior.

A intenção mental é a mais importante e potente que utilizaremos para o direcionamento dos fluxos de energia. Para isso, é preciso certo aquietamento: focar o presente e, naturalmente, tirar o foco dos processos mentais. Concentramos a energia onde colocamos nossa intenção. A respiração deve ser suave. Postura inicial em pé, com os pés paralelos, palmas recolhidas sobre o *Dantian* inferior. Se possível, volte-se para a direção norte.

Unindo o Céu e a Terra

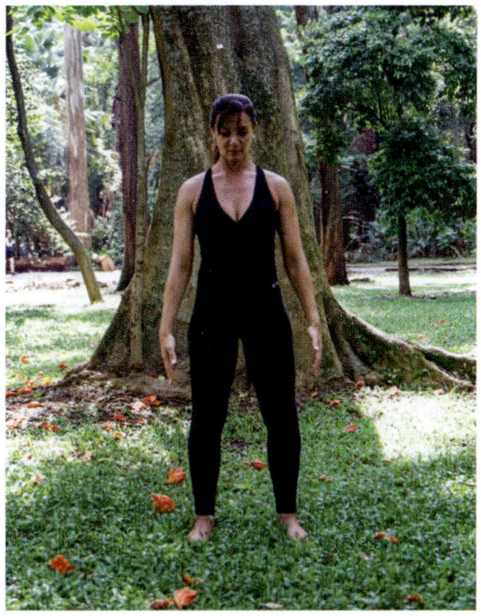

Postura inicial: em pé, pés paralelos, quadris suavemente encaixados, joelhos destravados, palmas das mãos voltadas uma para a outra, ao lado do corpo (*Wu Ji*).

Quando perceber que está mais ancorado no momento presente, sinta-se sobre a Terra. Saindo de seus pés, visualize raízes profundas que o conectam ao centro de Gaia. Depois perceba o Céu sobre sua cabeça. Inspire e traga junto o fluxo da Terra; sinta-o passar pelo seu corpo até a região do *Dantian* inferior; expire e envie o fluxo para o Céu. Repita quatro vezes. Inverta o sentido, inspirando a energia do Céu até o *Dantian* inferior. Expire, enviando à Terra. Repita quatro vezes.

Árvore

Criada há dois mil anos, a antiga prática de ficar em pé como uma árvore apresenta simplicidade. Com o objetivo de gerar e captar o *Chi*, baseia-se em manter o corpo a princípio imobilizado tal qual uma árvore, de modo que os pés funcionem como raízes, os braços sejam galhos e a cabeça, a copa, mas, internamente, por meio de respiração e de concentração, há uma conexão intensa entre corpo e a mente que os exercita.

Partindo, então, da postura *Wu Ji* (pés paralelos na largura dos ombros, joelhos destravados, suave encaixe pélvico, base da coluna e topo da cabeça alinhados, palmas das mãos voltadas uma para outra, ao lado do corpo), leve as mãos à frente do corpo, voltadas para o centro do peito, como se fosse abraçar uma árvore. Os braços devem estar relaxados, e os cotovelos, mais baixos que os ombros. Por alguns minutos, mantenha-se assim e, com as mãos no *Dantian* inferior, volte à postura inicial.

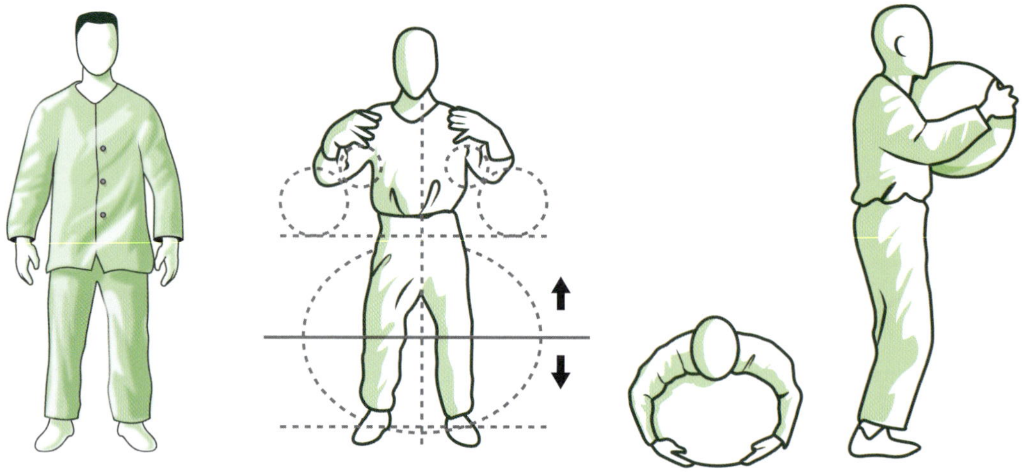

Limpeza energética (*Guan Qi Fa*)

O objetivo dessa técnica é canalizar a energia do universo e desobstruir os canais de energia para liberar processos de estagnação interna, para que o *Chi* possa circular livremente. Para realizar essa prática, inicie na postura em pé, com os pés paralelos, na largura dos quadris. Pressione os dedos dos pés no chão, como ventosas, visualizando raízes profundas até o centro da Terra. Eleve o braço pela lateral com a intenção de pegar uma grande quantidade de energia pura do Céu, do Universo. Retorne vagarosamente com as palmas das mãos voltadas para a Terra, como se estivesse se banhando com essa energia. Finalize com os dedos das mãos direcionados para baixo, e envie a energia para o fundo da Terra.

Repita três vezes, mentalizando o canal de linhas frontais, três vezes o canal central e três vezes o posterior.

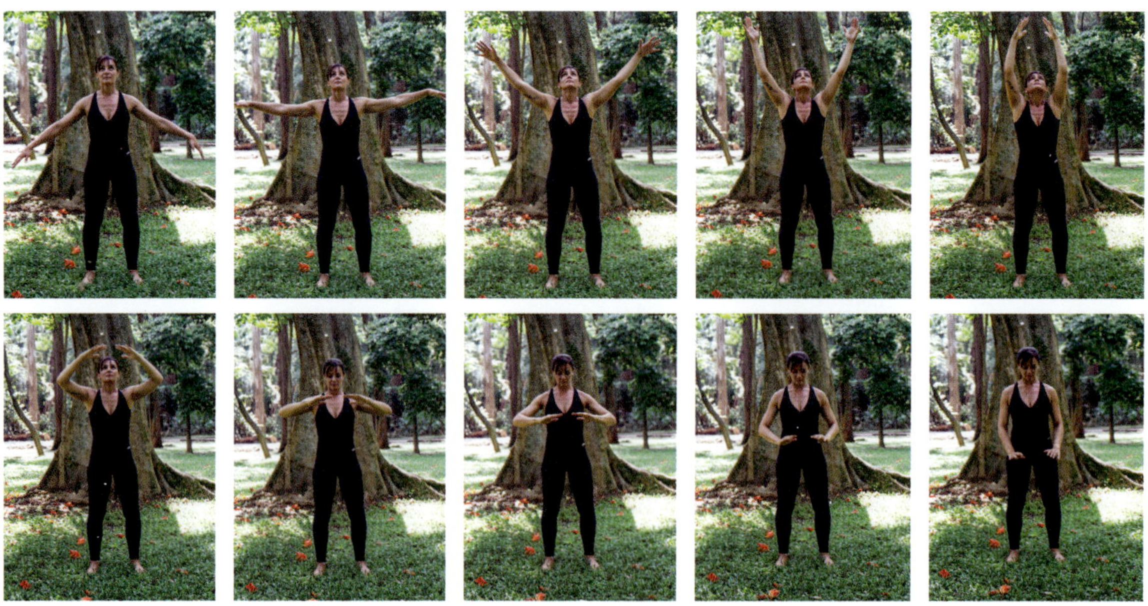

Série dos círculos

Essa sequência simples serve tanto para aquecimento das articulações como para relaxamento ou desbloqueio de energia. Realize círculos nas articulações, realizando oito giros para ambos os lados de forma fluida e relativamente lenta. Partindo da postura em pé, *Wu Ji*, faremos a circundução das articulações:

1. do pescoço;
2. dos ombros, com braços relaxados ao lado do corpo;
3. dos braços estendidos ao redor dos ombros;
4. dos cotovelos, realizando giros dos antebraços com cotovelos imóveis;
5. dos punhos;
6. dos quadris;
7. dos joelhos, com as duas pernas unidas;
8. dos joelhos, afastando-os, mas mantendo os pés unidos;
9. dos tornozelos, enquanto nos equilibramos no pé oposto.

YOGA

Nos últimos anos, o *Yoga* vem se tornando cada vez mais popular como um sistema para tonificar o corpo e manter a saúde. Entretanto, ele é muito mais que uma série de posturas (*Āsanas*) para fortalecer e alongar o corpo.

O *Yoga* é uma ciência. Por milhares de anos, esse conhecimento vem sendo transmitido. É um processo energético de cura que melhora a circulação da energia vital. O excesso de rigidez no corpo impede o fluxo dessa circulação. As posturas são desenhadas para alongar e abrir os canais sutis (*Nādi*) que correm pelo corpo, bem como para equilibrar os centros de energia.

São sete os principais centros, *Plexus* ou vórtices de energia ao longo da coluna vertebral, chamados *Chakras*. Esse conjunto de *Chakras* formam um sistema, ou seja, juntos formam um complexo que compõem um todo coerente. A circulação "prânica" segue um fluxo, partindo dos centros mais densos para os mais sutis e dos mais sutis aos mais densos. Seu movimento ascendente nos possibilita a experiência da libertação, do desapego com a identidade, da comunhão do eu com o eu superior, com o universo, com o Todo; e seu movimento descendente, igualmente importante, nos permite a manifestação de nossas ideias e conceitos, e a materialização da vontade e do propósito.

Sistema de *Chakras*

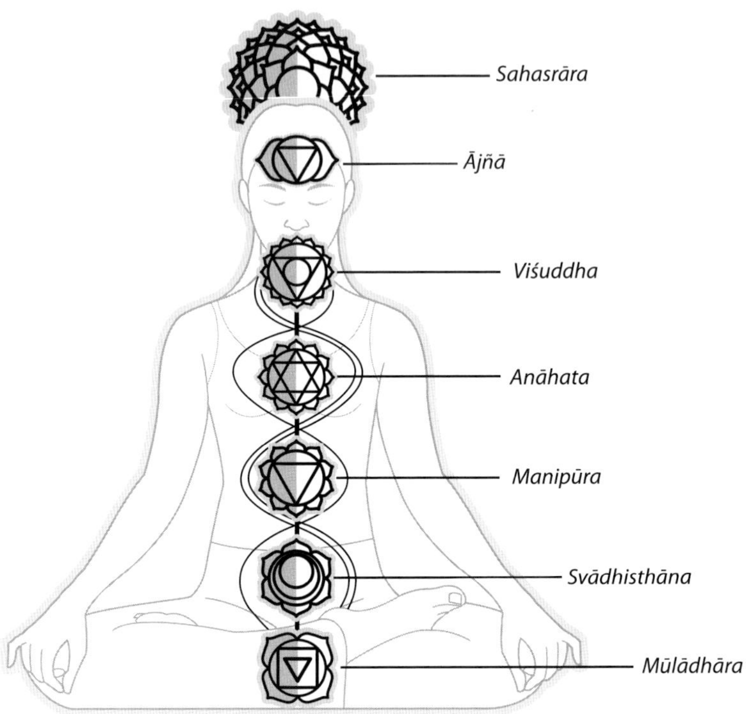

Os sete *chakras*.

Cada *chakra* corresponde a determinada(s) glândula(s) e subglândula(s) que regem a orquestra do organismo. Cada glândula é responsável por produzir e lançar vibrações pelo corpo ou hormônios na corrente sanguínea, capazes de controlar as funções biológicas. Tem influência direta nas emoções e pensamentos, bem como no comportamento. Portanto, a saúde física e mental do indivíduo depende de seu equilíbrio energético. Os *Āsanas* (posturas psicofísicas) do *Yoga*, equilibram, por meio da inibição ou estimulação, o funcionamento de cada um dos centros, que fazem correspondência com diversos aspectos da existência, seguindo uma evolução.

Chakras e suas correspondências

Veja a tabela a seguir para entender melhor os *chakras*:

Chakras e correspondências – BioEnergia

Chakras	**1º Básico**	**2º Sacral**	**3º Plexo solar**	**4º Cardíaco**	**5º Laríngeo**	**6º Frontal**	**7º Coronário**
Nome em sânscrito	*Mūlādhāra*	*Svādhiṣṭāna*	*Maṇipūra*	*Anāhata*	*Viśuddha*	*Ājñā*	*Sahasrāra*
Glândulas	Gônadas* Suprarrenais* Todas*	Gônadas: ovários e testículos	Pâncreas e Suprarrenais	Timo	Tireoide e paratireoide	Hipotálamo e hipófise**	Pineal**
Localização	Períneo	Sacro	Um pouco abaixo do umbigo	Centro do peito	Garganta	Entre as sombrancelhas	Topo da cabeça
Questão existencial	Sobrevivência, pertencimento, enraizamento, desejos e equilíbrio	Sexualidade, receptividade, relacionamentos, prazer	Força, poder e controle	Amor, compaixão	Comunicação, fluir da emoção, expressão, criatividade	Intuição, imaginação, autoconhecimento	Espiritualidade, conexão, compreensão, unidade e fé
Elemento	Terra	Água	Fogo	Ar	Éter	Luz	Pensamento
***Bija* mantra**	*LAM*	*VAM*	*RAM*	*YAM*	*HAM*	*OM*	sem som
Corpo	Pernas, ossos, sistema circulatório, excretório, intestino grosso	Útero, genitais, rins, bexiga, região lombar, quadris, virilhas	Sistema digestivo, pele, sangue, fígado, vesícula biliar	Pulmões, coração, sistema imunológico, braços e mãos	Garganta, ouvido, boca, pescoço, ombros	Olhos, base do crânio e testa	Sistema nervoso central, córtex cerebral
Emoção	Medo	Culpa	Raiva	Tristeza, mágoa	Mentira	Ansiedade, compulsão	Depressão

Continua

Continuação

Chakras	1º Básico	2º Sacral	3º Plexo solar	4º Cardíaco	5º Laríngeo	6º Frontal	7º Coronário
Disfunção	Obesidade, anorexia, dor ciática, constipação, tensão, má circulação, fobias, depressão	Distúrbios sexuais, urinários, crueldade, anestesiamento, autodestrutividade	Distúrbios digestivos, inflamações, fadiga crônica, hipertensão, vergonha, insegurança, egoísmo e timidez	Asma, doenças coronárias, distúrbios pulmonares ou respiratórios, câncer, doenças autoimunes	Dores no pescoço, garganta, ombros, metabolismo	Distúrbios visuais, distúrbios de crescimento e desenvolvimento, desvios de comportamento, dores de cabeça, pesadelo, ilusão	Alienação, confusão, insônia, problemas neurológicos
Movimento	Caminhar com os pés descalços, correr, saltar, realizar equilíbrios com as pernas, quadrupedia, exercícios de força, lutas	Movimentos suaves e fluidos, mobilidade dos quadris, dança, natação	Fortalecimento e relaxamento do *core*, torções, extensões do tronco, exercícios aeróbios ou metabólicos	Respiração, equilíbrio sobre os braços, escalada, atividades cooperativas em grupo	Movimentos livres e criativos, desafios motores, jogos de memória, concentração, movimentos de pescoço, mantras, cantar	Visualizações, movimento consciente, *Yoga*	Relaxamento, meditação

* Existem controvérsias sobre as glândulas correspondentes ao primeiro *Chakra*. A Biopsicologia considera que o *Chakra básico* é o centro onde todo corpo encontra sustentação e relaciona-se às quatro motivações fundamentais do ser humano: *Dharma*, desejo de estar em harmonia com os propósitos da existência; *Kama*, satisfação de desejos de natureza material; *Artha*, satisfação de desejos da natureza psíquica; e *Moksha*, desejo de se fundir à unidade, ao universo. Segundo essa tradição, o *Chakra básico* controla também as funções excretórias e relaciona-se diretamente com as gônadas, mas influencia todas as outras glândulas. Considerando mecanismos de sobrevivência e de reação de luta ou fuga, alguns autores consideram a suprarrenal como a principal glândula estimulada nesse *Chakra*.

** Na literatura, algumas tradições invertem as glândulas correspondentes ao sexto e sétimo *chakras*.

Categorias de *Āsanas*

Cada uma das posturas do *Yoga* traz benefícios psicofísicos particulares, e todas facilitam o fluxo de energia pelo corpo. Porém, serão divididas em categorias de acordo com características comuns:

Posturas em pé

Estabelecem nossa conexão com o solo e a Terra. Esse grupo de posturas fortalece as pernas, os pés e, também, a capacidade do ser humano de "manter-se sobre as próprias pernas", de permanecermos firmes e confortáveis com a nossa existência material sobre Gaia, a mãe natureza que tudo provê. Elas estimulam as capacidades de força, flexibilidade e equilíbrio psicofísico. Permitem acalmar as emoções e estabelecer contato com a realidade, descarregar o excesso de tensão por meio do aterramento e do centramento, que nos permitem acalmar nossas reações. Atuam em todos os *Chakras*, com ênfase no *Chakra* básico, e no alinhamento prânico (energérico) de todo o corpo sutil.

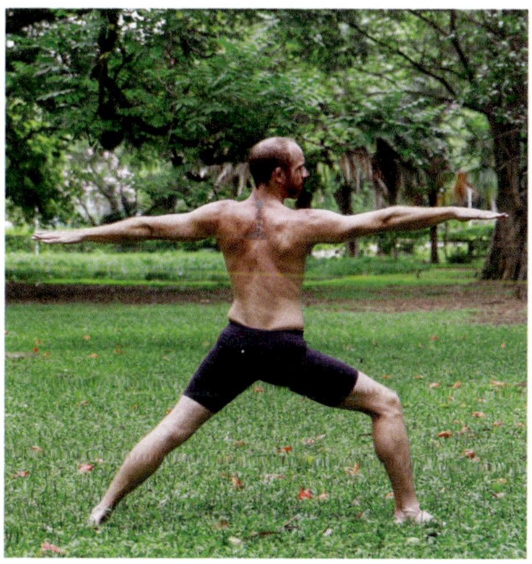

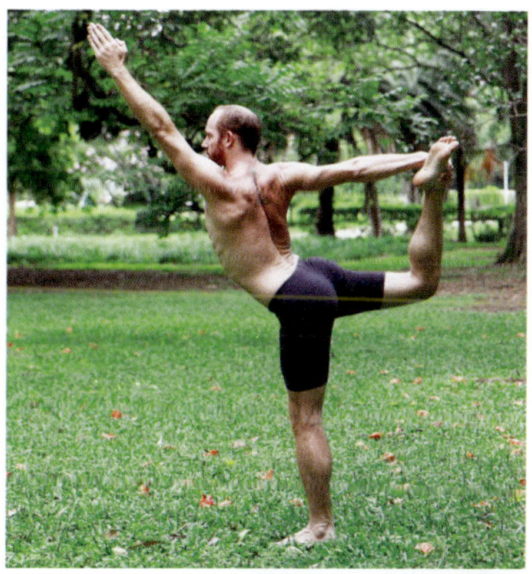

Posturas de abertura de quadris

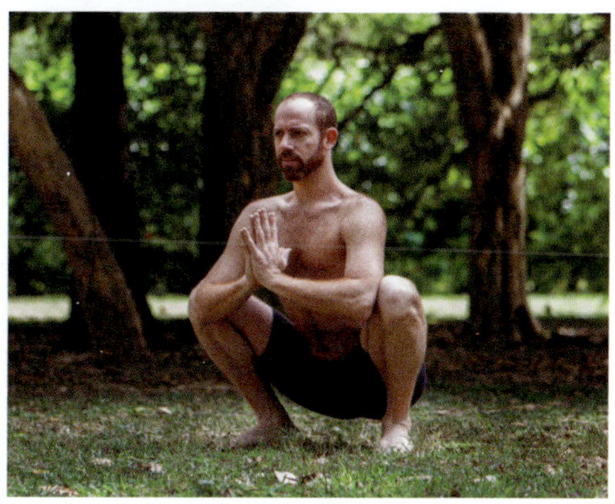

Cada quadril é repleto de músculos e tendões fortes que nos permitem manter a estabilidade, mas que também precisam de mobilidade para se movimentar de um lugar para o outro. Para manter o fluxo, assim como a água flui, é preciso receptividade. Essa região está relacionada ao prazer na vida, aos relacionamentos e às repressões. Essas posturas estão associadas sobretudo ao *Chakra* sacral.

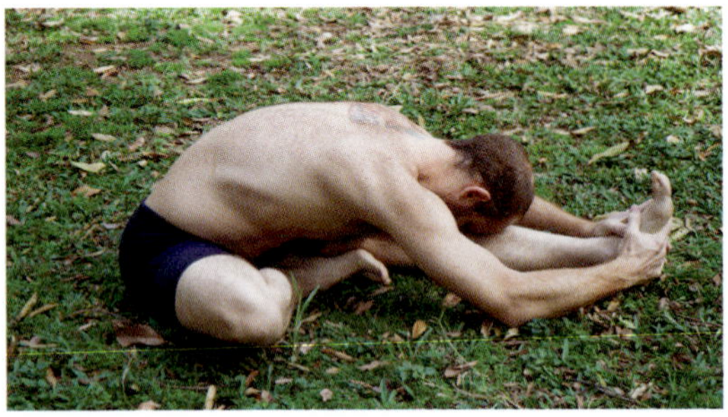

Posturas de flexão da coluna

As posturas de flexão têm efeito calmante no sistema nervoso. São, portanto, uma ótima opção para reestabelecermos a energia de uma forma natural. Relaxam o corpo e tranquilizam a mente. Regulam a digestão, atuam na melhora da flexibilidade da coluna e dos quadris, alongando a região posterior das pernas. Aliviam dores de cabeça, fadiga crônica, depressão e desânimo. Atuam em todos os *Chakras*.

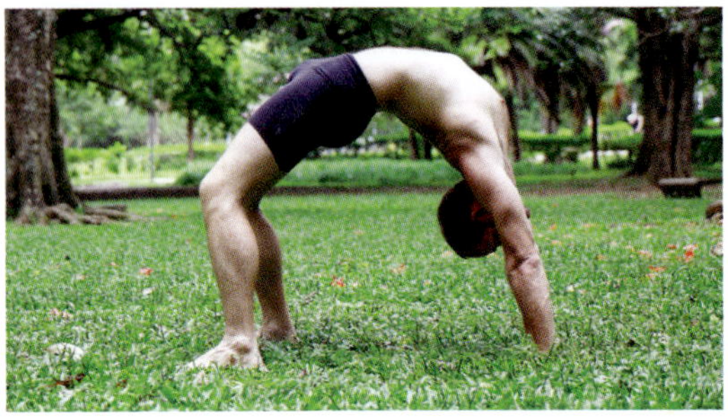

Posturas de extensão da coluna

Com a prática de extensões de tronco, aumentamos a circulação sanguínea e a energia humana. Assim como o Sol, essas *Āsanas* distribuem energia prânica para todos os órgãos, ativam o fogo digestivo e regulam o nível de calor do corpo. Mantêm o corpo alerta e flexível. Têm um efeito calmante na mente. Trazem grande vitalidade, energia e sensação de leveza. Promovem a melhora da atividade respiratória, ativando todos os *Chakras*, em especial o do plexo solar, o cardíaco e o laríngeo. Previnem cardiopatias, aumentam a flexibilidade e tonificam a coluna e a disposição para a mente.

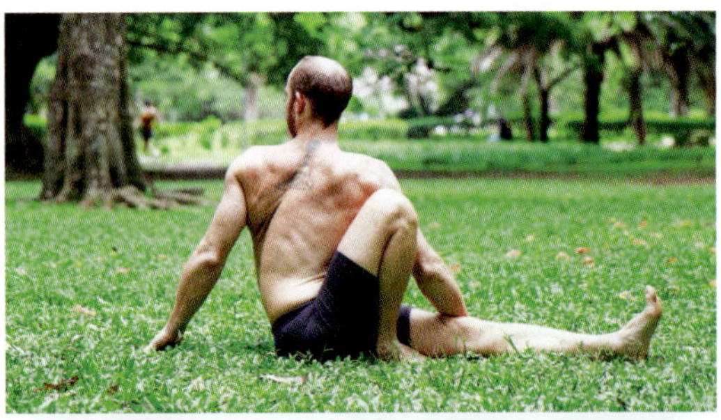

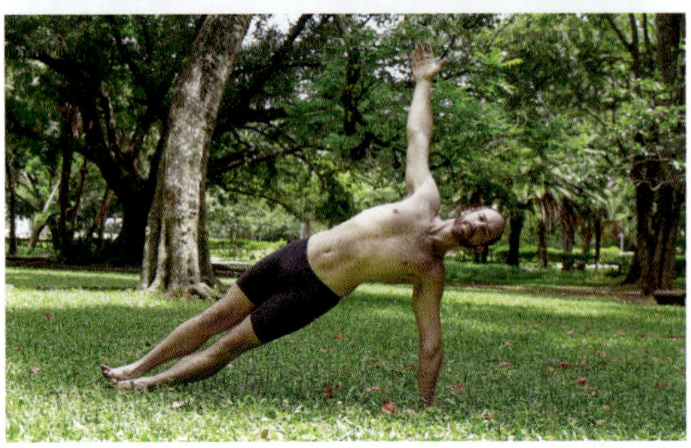

Torções e estabilizações de tronco

Relacionam-se à saúde das vértebras. As torções atuam na desintoxicação do organismo, pois estimulam o fígado e o baço, e também no metabolismo digestivo. As estabilizações de tronco criam estabilidade e sustentação do centro do corpo, e isso se relaciona à força física e emocional. Ambas se relacionam a nossa capacidade de agir, de autoconfiança, de assumir a própria responsabilidade, e ativam o fogo interno. Excesso de raiva, perfeccionismo, luta por poder e reconhecimento podem indicar um excesso de fogo, e, portanto, deve-se optar por posturas mais passivas e menos intensas. Relacionam-se fortemente com o plexo solar, o terceiro *Chakra*.

Posturas de equilíbrio sobre os braços

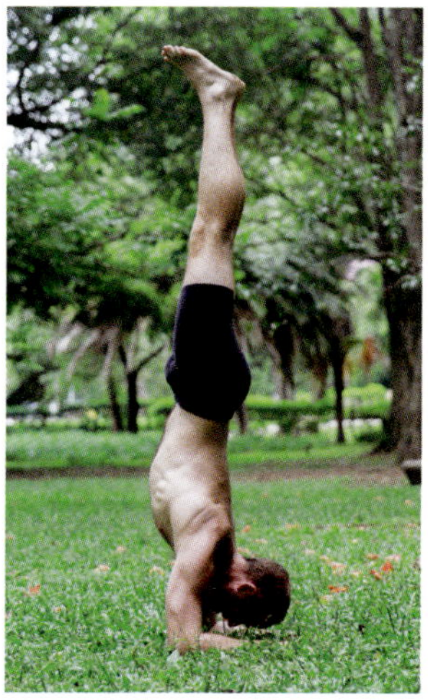

Fortalecem cintura escapular e braços, proporcionam equilíbrio físico e mental, desenvolvem coragem, perseverança e firmeza. Essas posturas exigem bastante força e consciência corporal. Por estarem relacionadas aos braços, que correspondem ao *Chakra* cardíaco, podemos considerá-los como o principal centro estimulado nesse grupo de posturas.

Posturas invertidas

Por meio da autorregulação, as posturas invertidas ajudam a diminuir a pressão arterial, estimulam o sistema nervoso parassimpático, favorecem o retorno venoso, melhorando a circulação do sangue no cérebro e no corpo, regulam as funções endócrina e respiratória, e fortalecem o sistema imunológico. Além disso, favorecem a memória, aliviam o estresse e o cansaço imediatamente. Nas posturas invertidas realizadas sobre os ombros, o *Chakra* laríngeo é estimulado, ao passo que o *Chakra* frontal o é nas invertidas sobre os braços, sobre a cabeça ou na parada de mãos.

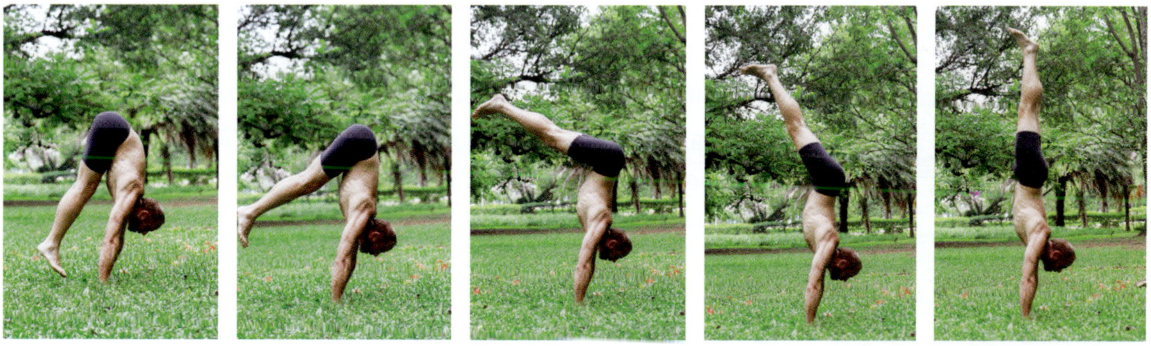

Sequência de aquecimento: "Saudação ao Sol"

Trata-se de uma sequência com nove posturas cujos movimentos sempre são sincronizados com a respiração, a fim de auxiliar a concentração e a circulação de energia vital (*Prāṇa* em sânscrito) pelo corpo. Os movimentos presentes na saudação ao Sol permitem a preparação e o aquecimento do corpo para as práticas de *Yoga* ou de qualquer outra atividade física, já que estimulam a lubrificação de quase todas as articulações, desenvolvendo a força e a flexibilidade, melhoram a circulação sanguínea, aumentam a capacidade de oxigenação das células, equilibram o sistema nervoso e favorecem a prontidão neurológica.

Essa prática também trabalha a mente, pois, quando nos conectamos com nossa respiração e focamos o olhar, somos trazidos para o momento presente e ficamos mais calmos e atentos. Por tudo isso, a prática aumenta o nível de energia do corpo.

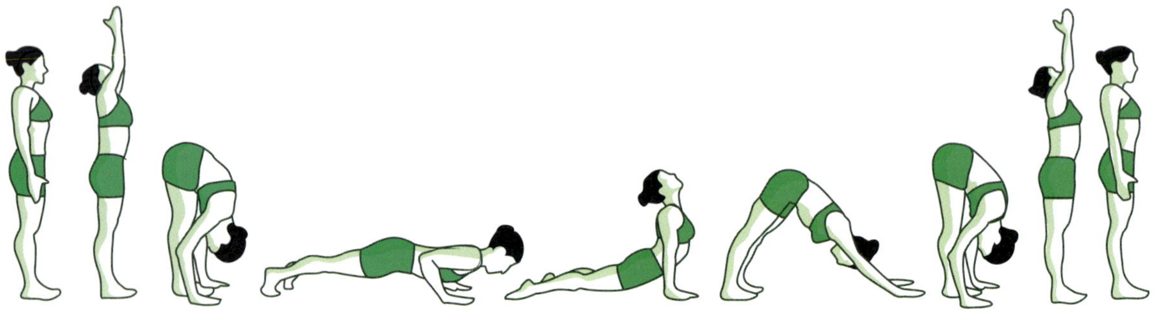

Tāḍāsana (montanha)

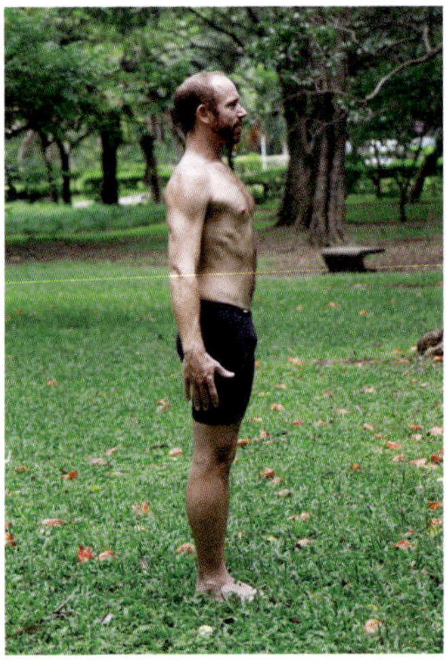

Nessa postura realizada em pé, devemos ficar imóveis, firmes e eretos como uma montanha.

Una os pés e os calcanhares, ou afaste-os suavemente, e toque os ossos internos do tornozelo. Os grandes artelhos se tocam. Espalhe as quatro bases dos pés no chão: parte interna e externa dos calcanhares e dos metatarsos. Espalhe os artelhos, aumentando a base de apoio.

Contraia as pernas e eleve as patelas, com cuidado para não hiperestender os joelhos. Realize um suave encaixe pélvico, apontando o cóccix para baixo, contraindo o abdome para dentro e para cima, respeitando as curvas da coluna. Gire os ombros para trás, abrindo o peito com uma leve ação entre as escápulas, que se movem em direção à lombar. Alongue suavemente o pescoço, empurrando o topo da cabeça para o alto e deixando a base da nuca alinhada com os calcanhares. Os braços ficam estendidos e paralelos com o corpo, e as palmas das mãos, voltadas para dentro, ao lado das coxas, com dedos apontados para o chão. Mantenha o olhar estável em um ponto à frente em altura confortável.

Ūrdhva Hāstāsana

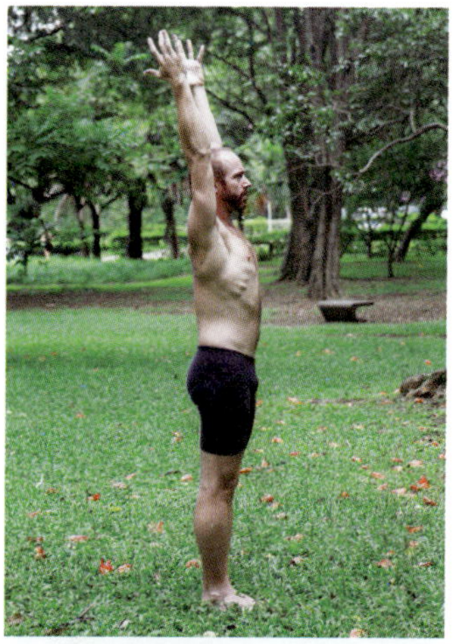

Mantendo a mesma consciência e os alinhamentos de *tāḍāsana*, eleve lateralmente os braços estendidos acima da cabeça. Enquanto inspira, leve o olhar para as mãos. Junte as palmas das mãos, se possível, com cotovelos estendidos e braços ao lado das orelhas. Se não for possível, una as mãos e mantenha as palmas apontadas uma para a outra. Com mãos e dedos ativos, abra o peito e encaixe os ombros para trás e para baixo. Não permita que as costelas flutuantes se abram demais para fora do tronco, nem que a curva lombar se acentue.

Uttānāsana

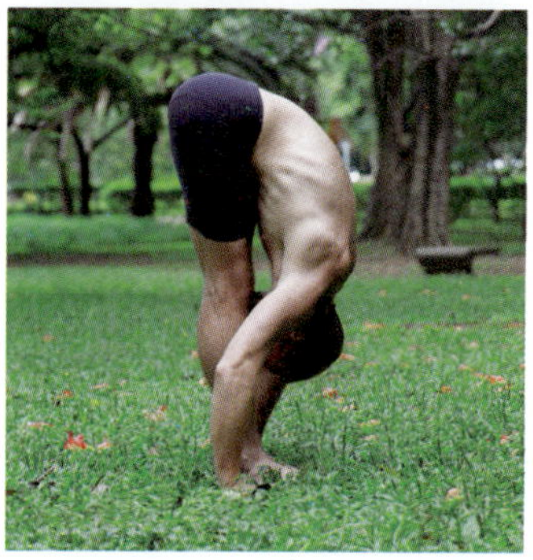

Ao expirar, incline o tronco à frente, flexionando os quadris, sem arredondar a coluna, alongando a parte anterior do tronco e a posterior das pernas. Encoste as mãos no chão, ao lado dos pés. Se precisar, a princípio, flexione os joelhos. Transfira o peso para a parte da frente dos pés, para que as pernas fiquem perpendiculares ao chão. Então, contraia o abdome, mantenha as patelas acionadas para cima e traga a cabeça aos joelhos, com um leve enrolamento da coluna. Direcione o olhar para a ponta do nariz.

Ardhauttānāsana

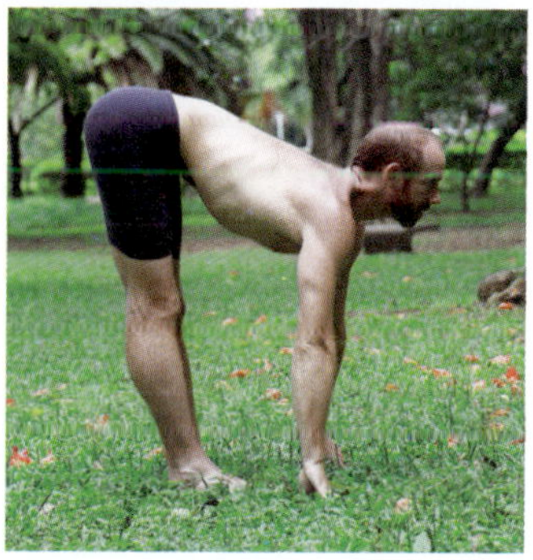

Inspire e eleve a cabeça e o tronco olhando para a frente, selando as costas, com ombros encaixados em direção à lombar e longe das orelhas, parte anterior do tronco alongada e pernas estendidas. Com braços estendidos, a ponta dos dedos ou as mãos tocam o chão ou as canelas, de forma que o tronco fique paralelo ao chão. Direcione o olhar para o ponto entre as sobrancelhas.

Prancha

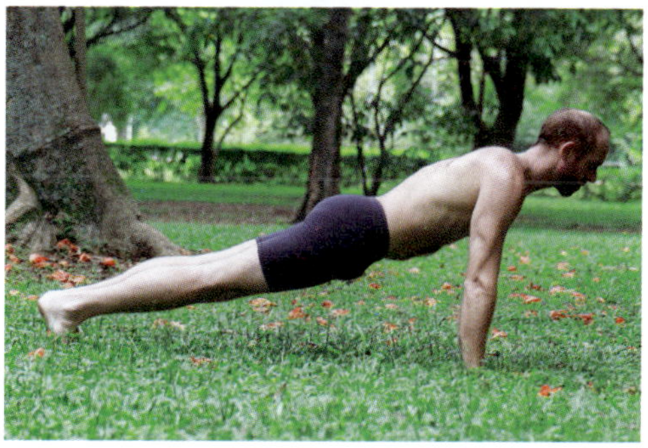

Flexione os joelhos, apoie as mãos inteiras no chão e, na expiração, salte com os dois pés ao mesmo tempo para trás ou leve a perna direita para trás e, depois, a esquerda. O tronco deve manter-se paralelo ao chão. Deixe os ombros posicionados acima dos cotovelos e dos punhos. Mantenha os quadris encaixados, o abdome firme, as pernas estendidas e os dedos dos pés firmes no chão, para entrar na próxima postura. Inspire nessa posição.

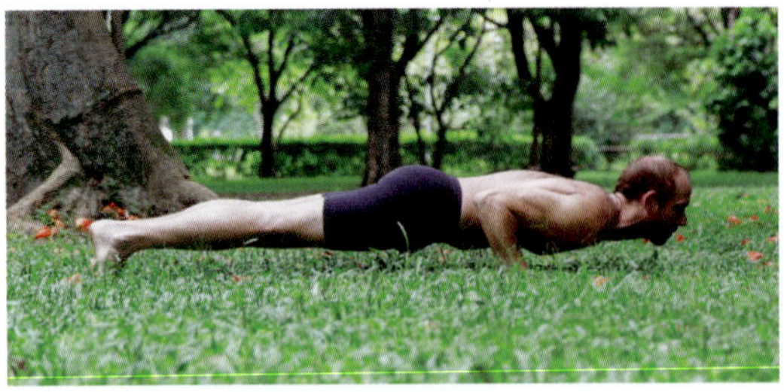

Chaturaṅga Daṇḍāsana

A posição se assemelha à flexão ocidental de tríceps. Expire e flexione os cotovelos, mantendo-os ao lado do tronco, e leve o peito suavemente à frente, de forma que as mãos fiquem apoiadas ao lado do peito. O corpo se mantém erguido do chão, completamente firme, os joelhos estendidos, as pernas acionadas, o abdome forte e os quadris encaixados. Direcione o olhar para a ponta do nariz.

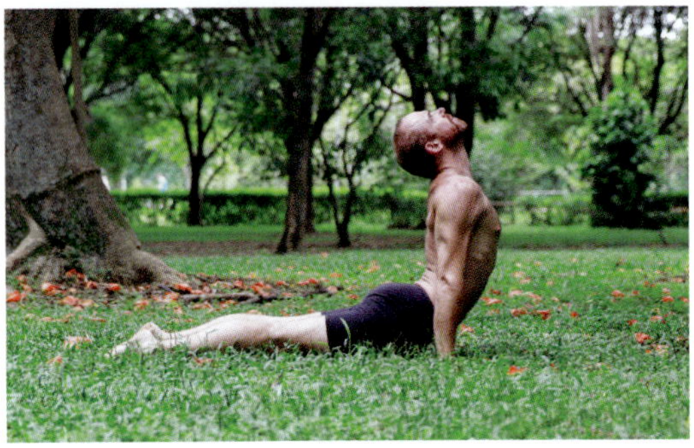

Urdhva Mukha Śvānāsana

Também é conhecida como "cachorro olhando para cima". Inspire, role sobre os dedos dos pés e apoie os dorsos dos pés no chão, com os dedos apontando para trás, mantendo as pernas longe do chão. As palmas das mãos permanecem inteiras no chão, ao lado da cintura. Então, estenda os braços e faça uma hiperextensão do tronco, erguendo a cabeça e o tronco para cima, e, depois, para trás. Mantenha uma leve contração dos glúteos e do abdome, para proteger as costas. Alongue o pescoço e, sem forçá-lo, tente olhar para trás ou para cima. Direcione o olhar para o ponto entre as sobrancelhas.

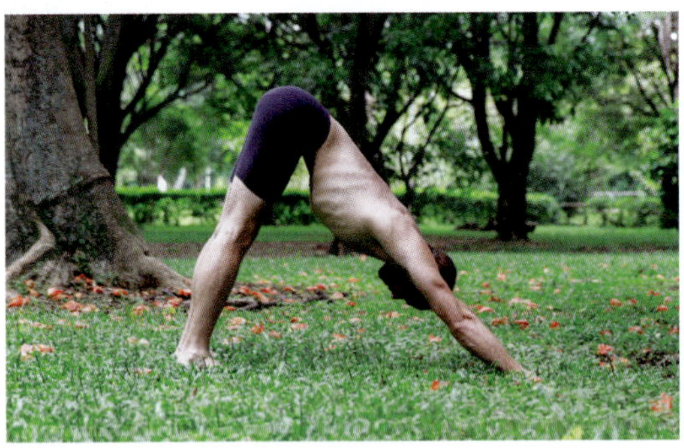

Adho Mukha Śvānāsana

É também conhecido como "cachorro olhando para baixo". Na expiração, empurre os quadris para o alto, alongando as costas por completo. Os pés devem estar paralelos e afastados na largura dos quadris, e os calcanhares são empurrados na direção do chão. Direcione o olhar para a região do umbigo. Os braços devem estar totalmente estendidos, e as mãos firmes no chão empurram os quadris para cima. Mova o topo da cabeça em direção ao chão e faça uma rotação externa dos ombros, criando espaço e liberando tensões do pescoço. Priorize o alongamento das costas e, aos poucos, estenda os joelhos. Permaneça nessa postura por cinco ciclos de respiração.

Ardhauttānāsana

Repita a postura de *Ardhauttānāsana*.

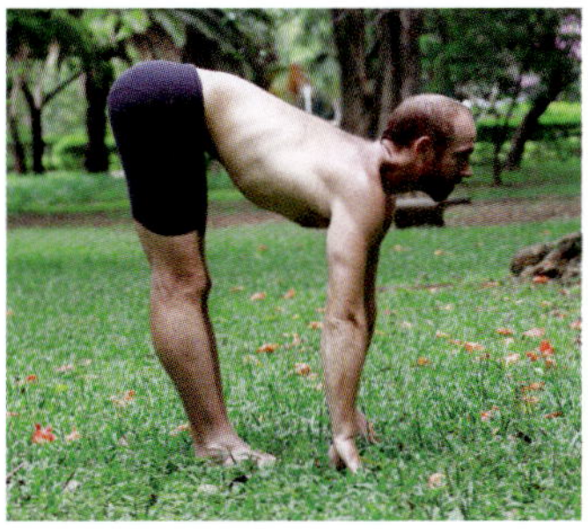

Uttānāsana

Ao expirar, aprofunde o alongamento intenso. Repita a postura de *Uttānāsana*.

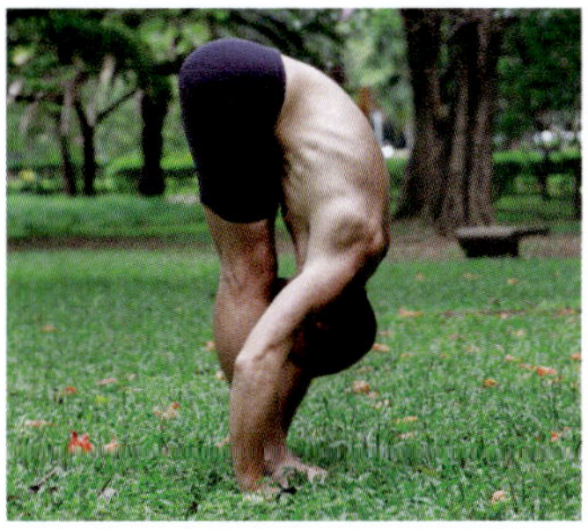

Ūrdhva Hāstāsana

Repita a postura de *Ūrdhva Hāstāsana*. Inspire, elevando o tronco e os braços, juntando as mãos acima da cabeça. Direcione o olhar para os polegares.

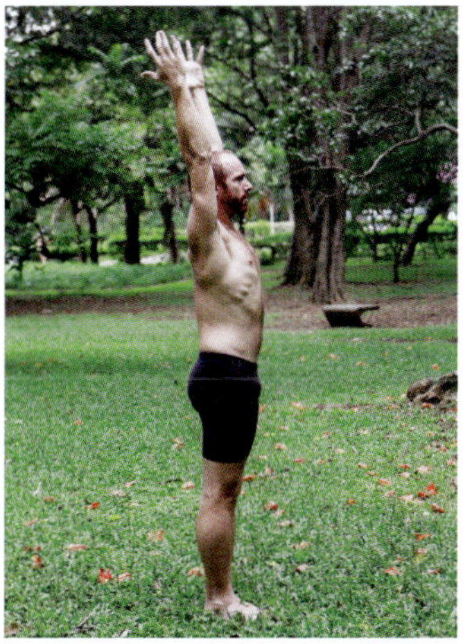

Retorno à *Tāḍāsana*

Na próxima expiração, desça os braços pelas laterais, em um movimento sincronizado com a respiração. Finalize com os mesmos alinhamentos com que começou e mantenha-se firme, como uma montanha.

Sequência: "força e equilíbrio"

Desenvolve firmeza, foco, determinação, equilíbrio e força física e mental. Ajuda a trazer a mente para o momento presente, livrando-se de preocupações e de ansiedade.

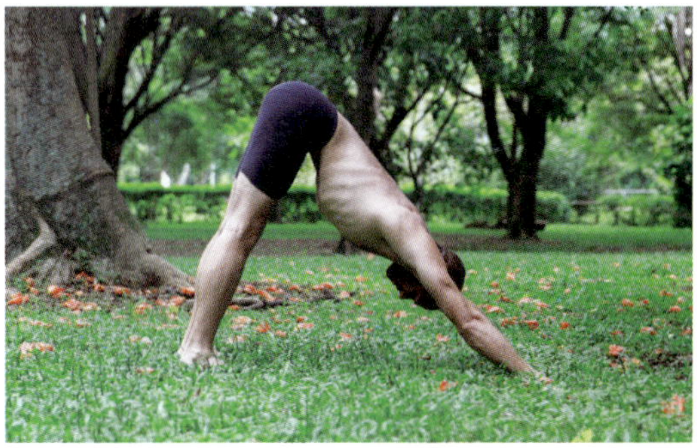

Adho Mukha Śvānāsana

Comece na postura de seis apoios, com as pontas dos pés no chão, os joelhos bem alinhados com os quadris e as mãos exatamente abaixo dos ombros. Expire, eleve os quadris e os joelhos do chão, apontando os ísquios para cima, e estenda o tronco, com as mãos totalmente apoiadas no chão e os cotovelos estendidos. Alongue bem as costas, sem curvá-las. Se precisar, flexione os joelhos. Aos poucos, leve os calcanhares mais próximo do chão. Sinta toda a coluna alongada, encaixe as escápulas e mantenha os ombros longe das orelhas. Olhe entre os tornozelos ou em direção ao umbigo. Não force o pescoço, e gire os ombros para fora.

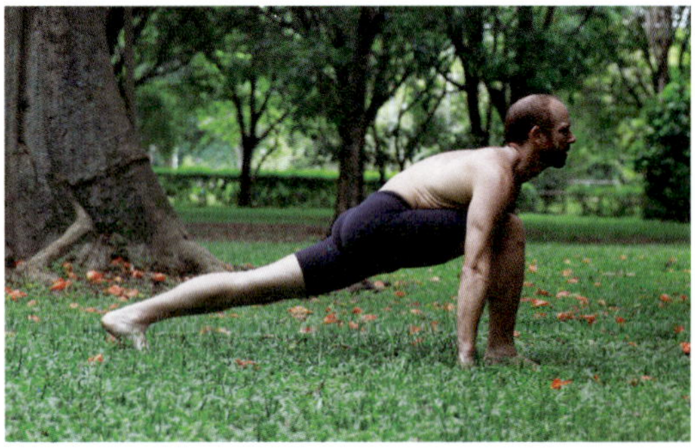

Corredor

A partir da postura anterior, ao expirar, traga o joelho direito próximo ao peito e apoie o pé direito entre as mãos. Mantenha a perna esquerda firme e estendida, empurrando-a para cima, os dedos e a bola do pé apoiados no chão, e o calcanhar apontando para cima. Os quadris devem manter-se alinhados e a coxa direita, paralela ao chão. Muito cuidado para não deixar o joelho direito colapsar lateralmente. Permaneça assim por algumas respirações.

Guerreiro 1

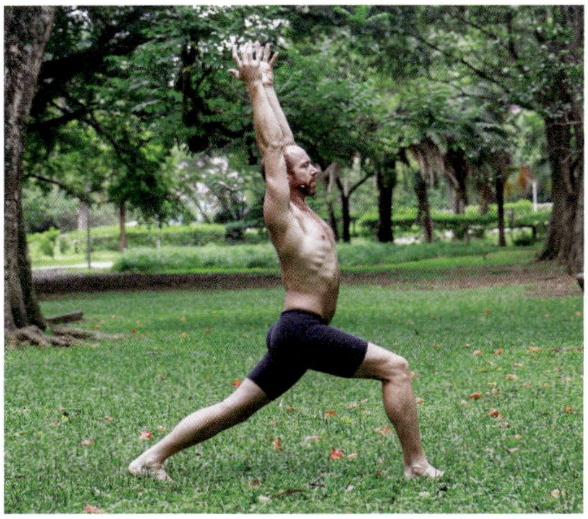

A partir do *Corredor*, inspire e eleve o tronco e os braços perpendicularmente ao chão, com cotovelos estendidos. Leve o olhar em direção às mãos. Os mais flexíveis podem apoiar o pé esquerdo no chão, com os dedos apontando para fora em um ângulo de 45°. Mantenha a perna esquerda firme e estendida, empurrando-a para cima. Os quadris devem manter-se alinhados e a coxa direita deve estar paralela ao chão. Permaneça assim por algumas respirações.

Guerreiro 3

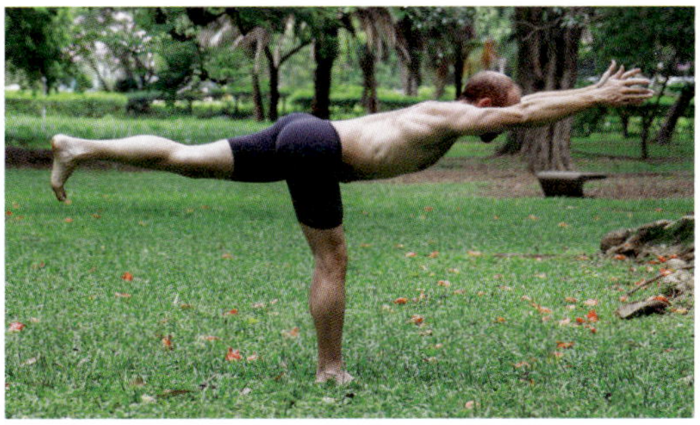

A partir da postura anterior, incline o tronco à frente, transfira o peso do corpo para a perna direita e tire o pé esquerdo do chão. Eleve a perna enquanto inclina o tronco à frente, para que o tronco, os braços e a perna elevada formem uma linha paralela ao chão. Empurre o pé esquerdo para trás e as mãos para a frente, para alongar igualmente as duas laterais do tronco. Permaneça assim por algumas respirações. *Observação*: nesta sequência, não está incluída a postura *Guerreiro* 2, que não será aqui apresentada.

Vṛkṣāsana (árvore)

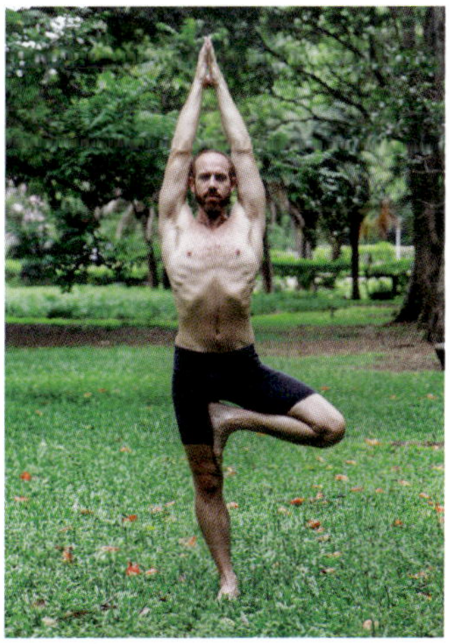

A partir da postura anterior, inspire, eleve a perna esquerda e mantenha-a fora do chão. Apoie o pé esquerdo contra a coxa direita ou na panturrilha (nunca sobre os joelhos), mantendo o olhar em um ponto fixo. Você pode ajudar a encaixar o pé com as mãos. Traga as mãos à frente do peito e una as palmas das mãos. Eleve o esterno e alongue o tronco. Você pode optar por levar os braços estendidos sobre a cabeça, com os cotovelos estendidos, as palmas das mãos viradas uma contra a outra e, se possível, unidas. Permaneça assim por algumas respirações.

Utthitahastapādāṅguṣṭāsana

Traga o joelho esquerdo próximo do peito, mantendo quadris alinhados e tronco firme. Segure o grande artelho do pé esquerdo com os dedos indicador, médio e polegar. Sem inclinar o tronco para trás, estenda o joelho. Mantenha o tronco firme, os ombros e os quadris alinhados e o olhar num ponto fixo.

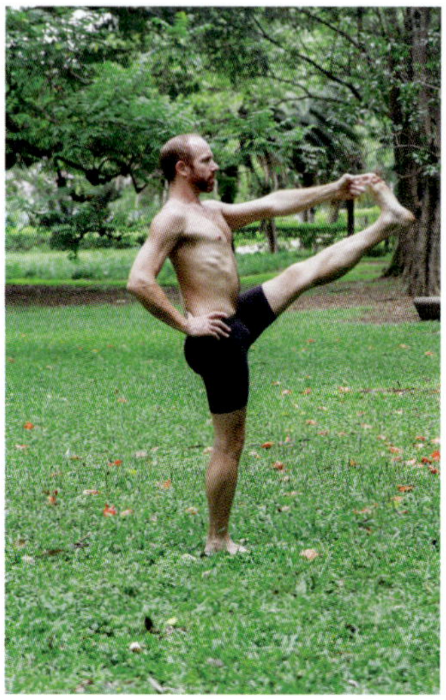

Tāḍāsana

Retorne a perna ao chão e permaneça na postura da montanha por algumas respirações.

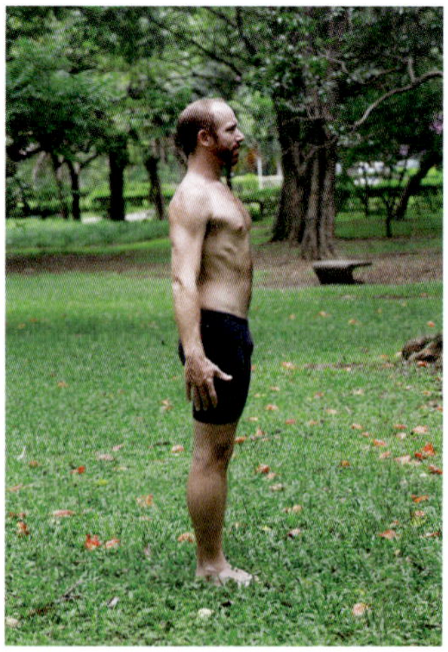

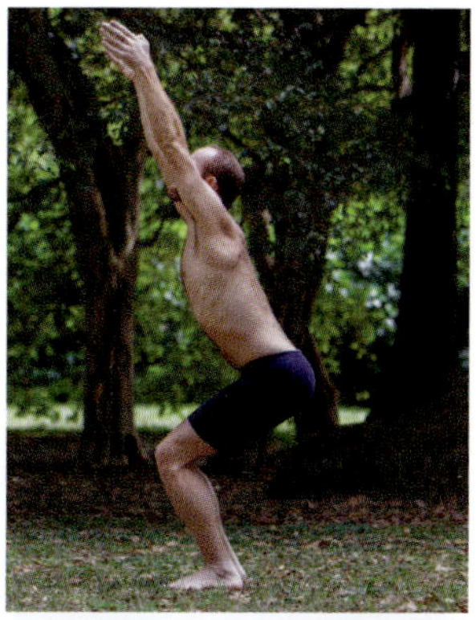

Utkaṭāsana (banco)

A partir da postura anterior, estenda os braços acima da cabeça e, ao expirar, flexione lentamente os joelhos, mantendo o tronco alongado e os quadris encaixados, como se fosse sentar-se em uma cadeira. Mantenha o peso distribuído igualmente entre os quatro cantos de cada pé e o abdome firme. Mantenha-se assim por algumas respirações.

Bakāsana (corvo)

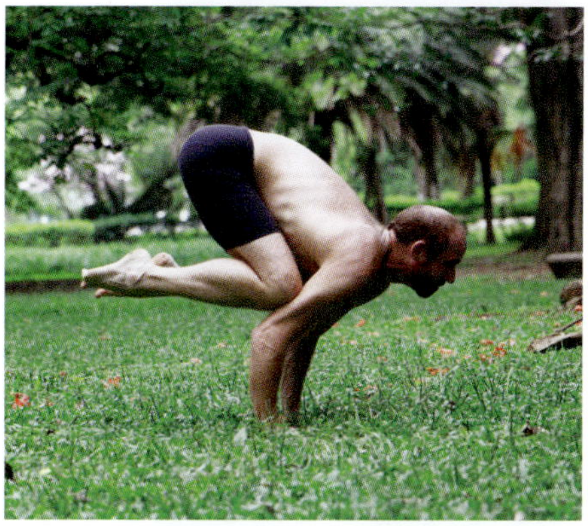

Aprofunde a postura anterior e flexione os joelhos para as mãos ficarem apoiadas no chão, como se criassem raízes. Flexione um pouco os cotovelos, fique na ponta dos pés e apoie os joelhos nos braços, o mais próximo possível das axilas, mantendo ainda a ponta dos pés no chão. Sinta o equilíbrio do corpo e vá, aos poucos, transferindo todo o peso para as mãos, até os pés ficarem tão leves a ponto de se levantarem do chão. Permaneça equilibrado sobre as mãos por algumas respirações, mantendo o olhar à frente e a cabeça elevada para contrabalançar o peso.

Prancha

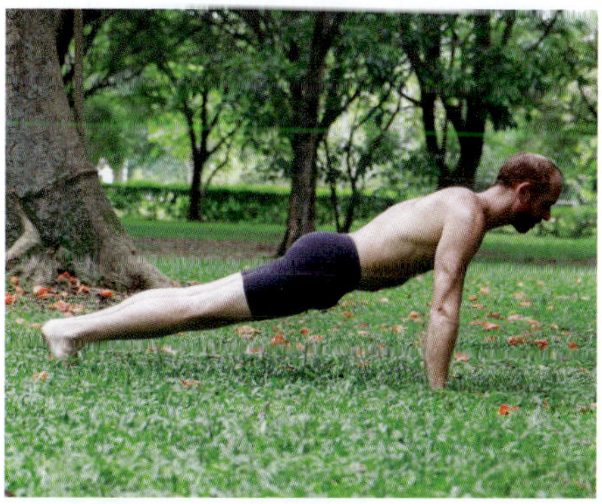

A partir de *bakāsana*, expire e impulsione os joelhos contra os braços, para dar um salto com as duas pernas para trás e entrar na postura da prancha. Mantenha os ombros na mesma linha das mãos e as bolas dos pés bem apoiadas também no chão, de forma que todo o corpo fique em uma linha diagonal. Se não for possível saltar, caminhe para trás com a perna direita, seguida da esquerda, até a postura. Mantenha-se assim por algumas respirações e, ao repetir a sequência, caso tenha caminhado, inicie com a perna esquerda para trás.

Adho Mukha Śvānāsana

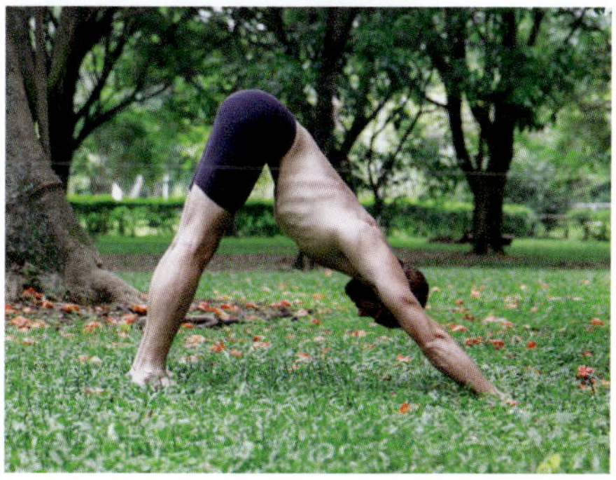

A partir da postura anterior, leve a perna direita ao lado da perna esquerda, flexione os quadris e mantenha as duas pernas estendidas, com os calcanhares descendo na direção do chão. Empurre os quadris em uma linha diagonal, alongando ao máximo a coluna. As mãos devem estar firmemente apoiadas no chão, afastadas na largura dos ombros. *Observação*: comece toda a sequência do outro lado.

Sequência de energização e desintoxicação

Esta sequência estimula o sistema nervoso simpático e a capacidade de agir. Aumenta a vitalidade, o nível de energia no corpo e a sensação de leveza. Cria espaço no corpo e na mente.

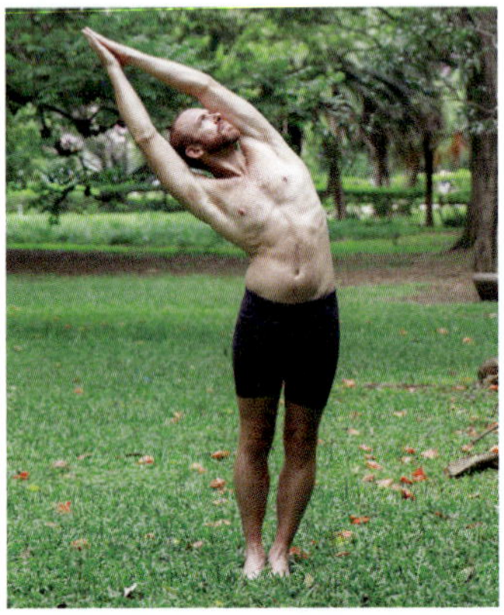

Candrāsana (extensão lateral)

A partir de *Tāḍāsana*, a postura da montanha, eleve os braços e mantenha-os ao lado das orelhas, com cotovelos estendidos. Deslize os quadris para o lado direito e realize uma flexão lateral do tronco para o lado esquerdo, sem girá-lo. Mantenha os ombros paralelos e não permita que girem. Inspire e retorne; depois, expire e realize a flexão para o outro lado. Realize algumas respirações. Inspire e retorne ao centro.

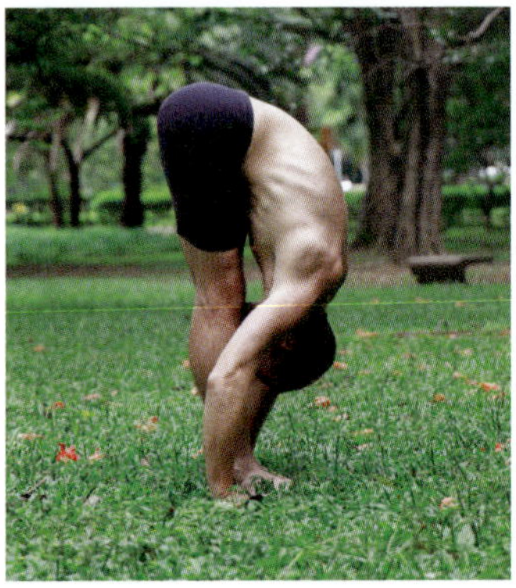

Uttānāsana

Ao expirar, incline o tronco à frente, flexionando os quadris, sem arredondar a coluna, alongando o tronco e a parte posterior das pernas. Encoste as mãos no chão, ao lado dos pés. Se precisar, a princípio, flexione os joelhos. Transfira o peso para a parte da frente dos pés, para que as pernas fiquem perpendiculares ao chão. Então, contraia o abdome, mantenha as patelas acionadas para cima e traga a cabeça aos joelhos, com um leve enrolamento da coluna. Direcione o olhar para a ponta do nariz.

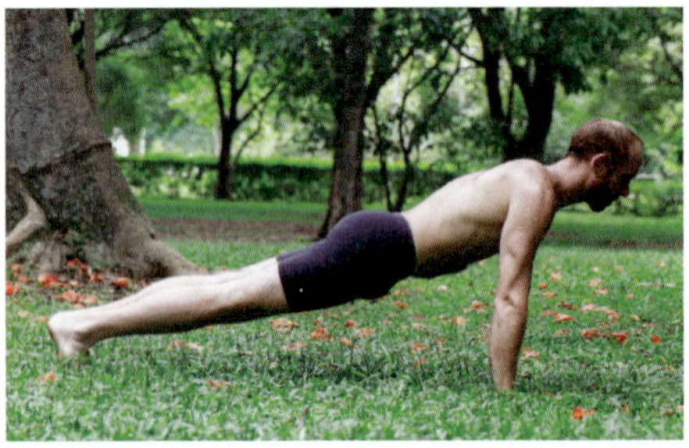

Prancha

Expire ao levar as pernas para trás (saltando com as duas ao mesmo tempo ou caminhando com uma de cada vez), para ficar na postura da prancha, mantendo os ombros na mesma linha das mãos e os dedos dos pés bem firmes no chão. Empurre fortemente as mãos contra o chão, deixando o pescoço alongado no prolongamento da coluna. Mantenha tronco e abdome firmes, e quadris estendidos. Contraia os glúteos e as pernas. Se não for possível saltar, caminhe até a postura. Mantenha-se assim por algumas respirações.

Chaturaṅga Dāṇḍāsana

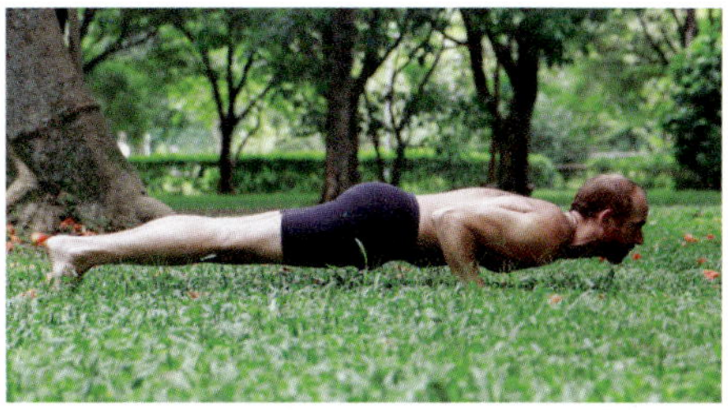

A posição se assemelha à flexão ocidental de tríceps. Expire e flexione os cotovelos, mantendo-os ao lado do tronco, e leve o peito suavemente à frente, de forma que as mãos fiquem apoiadas ao lado do peito. O corpo se mantém erguido do chão, completamente firme, com os joelhos estendidos, as pernas acionadas, o abdome forte e os quadris encaixados e levemente posteriorizados. Direcione o olhar para a ponta do nariz.

Dhanurāsana

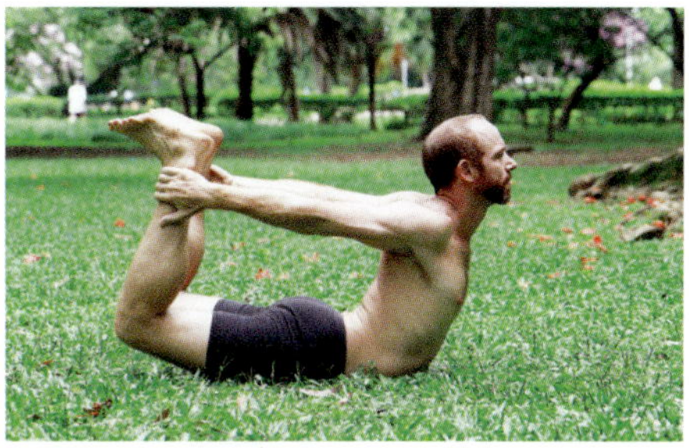

Deite-se em decúbito ventral no chão, com o rosto para baixo. Expire e flexione os joelhos. Estenda os braços para trás e segure os tornozelos. Na inspiração, puxe as pernas para trás e para cima, e, simultaneamente, erga o tronco, abrindo o peito. Eleve o tronco e as pernas para que, em algum momento, somente o abdome toque o chão. Depois de conseguir a extensão máxima, una os tornozelos, joelhos e coxas. Fique na postura por 20 segundos a 1 minuto. Expire, solte os tornozelos, desfaça a postura e traga a cabeça e as pernas ao chão.

Balāsana (postura da criança)

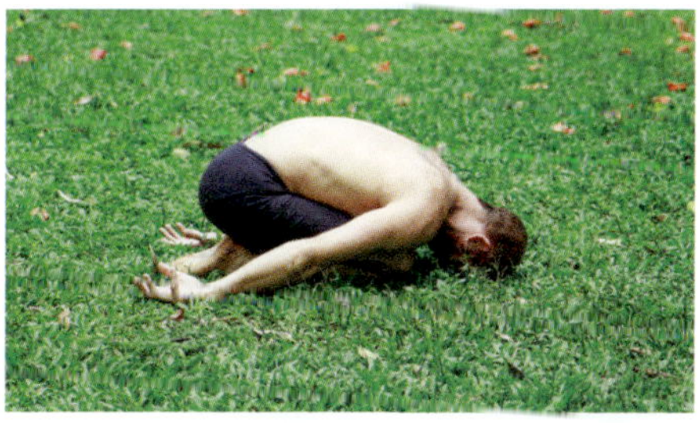

Sente-se sobre os calcanhares, mantenha a testa no chão e os braços ao longo do tronco. Você pode afastar os joelhos suavemente para relaxar ainda mais as costas e o tronco. Permaneça nessa postura de relaxamento por alguns instantes.

Uṣṭrāsana (postura do camelo)

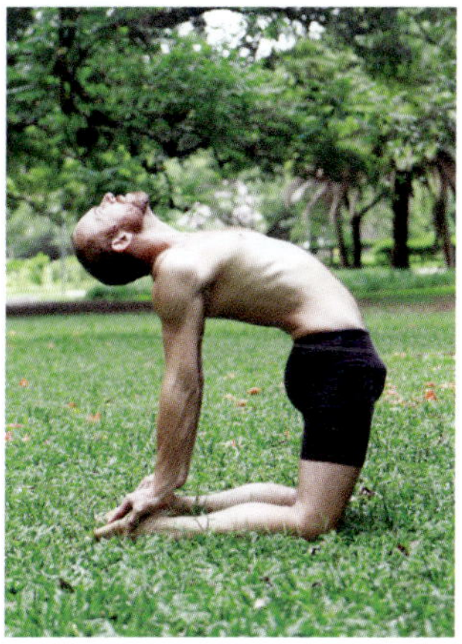

Ajoelhe-se, deixando os joelhos apoiados na largura dos quadris. Os pés devem apontar para trás, e os dedos dos pés, tocar o chão. Para os mais flexíveis, o dorso dos pés. Apoie as mãos sobre os quadris, com os dedos apontando para baixo ou para cima. Encaixe os quadris para a frente, contraia o abdome e, simultaneamente, empurre-os para a frente, enquanto realiza uma extensão do tronco na inspiração. As escápulas se juntam fortemente, e o peito se alonga. A cabeça acompanha o movimento, sem tensão no pescoço, com o olhar apontando ao nariz. Os mais flexíveis podem descer as mãos pelas coxas até tocarem os calcanhares, mas mantendo o alinhamento dos quadris acima dos joelhos, ou levemente à frente. Permaneça entre 5 e 10 respirações na postura e retorne lentamente durante a expiração.

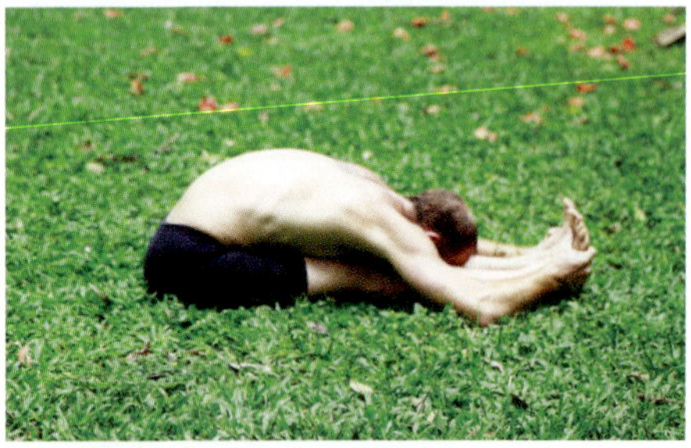

Paschimottanāsana (pinça)

Sente-se com as duas pernas estendidas, os pés ativos, com os dedos apontando para cima, os quadris bem apoiados no chão, as costas eretas, empurrando o topo da cabeça na direção do céu. O queixo deve estar paralelo ao chão. Ao expirar, desça o tronco na direção das pernas, mantendo o alongamento da coluna desde os quadris. Se possível, segure os pés, ou, ainda, segure o punho da mão direita com a mão esquerda por debaixo das solas dos pés. Permaneça assim por algumas respirações e desfaça a postura com consciência.

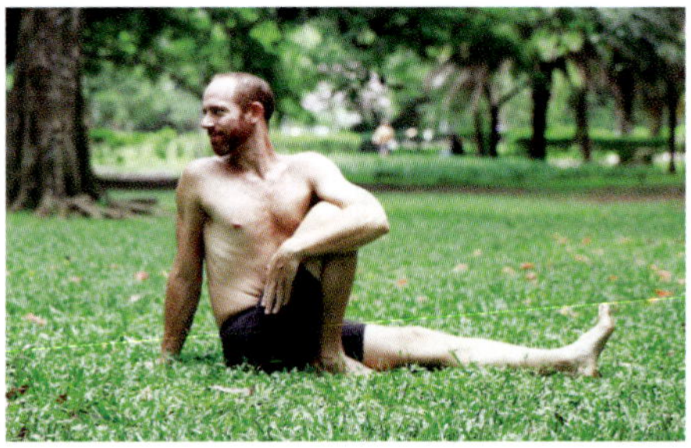

Marichyāsana C (postura da torção)

Sente-se com as duas pernas estendidas, os pés ativos, com os dedos apontando para cima, os quadris bem apoiados no chão e as costas eretas, empurrando o topo da cabeça na direção do céu. O queixo deve estar paralelo ao chão.

Flexione a perna direita e cruze-a sobre a coxa esquerda, apoiando o pé firme no chão. Alongue o braço esquerdo para cima e realize uma torção do tronco, com a coluna ereta. Faça uma alavanca com o cotovelo no joelho ou na lateral da coxa, para aprofundar a torção, que deve ser realizada do umbigo para cima. O olhar acompanha o movimento da cabeça e, idealmente, deve apontar para trás e acima do ombro. Permaneça assim por algumas respirações, desfaça a postura com consciência e repita para o outro lado.

Sequência de relaxamento

Após uma atividade física intensa, ou um dia estressante, essa sequência ajuda a acalmar o sistema nervoso, alivia dores e tensões nas costas, e favorece o fluxo da BioEnergia, relaxando o corpo e aquietando a mente. Regula o sistema digestório e ajuda a controlar ansiedade, estresse, fadiga crônica e depressão leve.

Baddhakoṇāsana

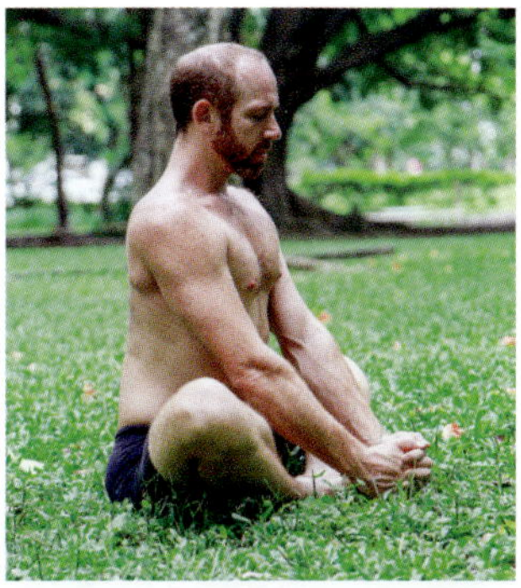

Sentado sobre os ísquios com a coluna ereta e quadris firmes no chão. Não permita que a coluna se enrole, mas mantenha as curvas naturais. Traga os calcanhares para perto do períneo e una as solas dos pés. Segure os pés, realize uma rotação das coxas para fora, a fim de criar espaço nas virilhas, em vez de, simplesmente, empurrar os joelhos para baixo. Permaneça assim por 1 a 3 minutos.

Upavistha Konāsana

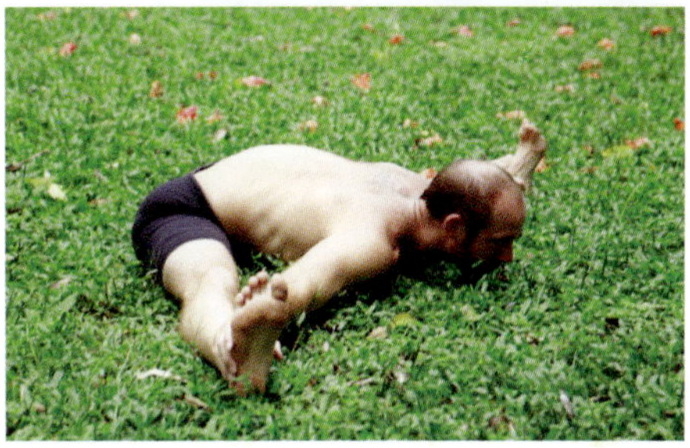

Sentado, afaste as pernas estendidas para os lados. Com o polegar e os dedos médio e indicador, agarre os grandes artelhos. Mantenha o tronco ereto, encha o pulmão de ar e fique alguns segundos na postura. Eleve o esterno e alongue o abdome. Na expiração, incline o tronco à frente a partir dos quadris, mantendo a coluna o mais neutra possível. Se conseguir, desça até que o peito e a testa toquem no chão. Permaneça assim por 30 a 60 segundos, depois, retorne o tronco durante a inspiração.

Yoga Mudra

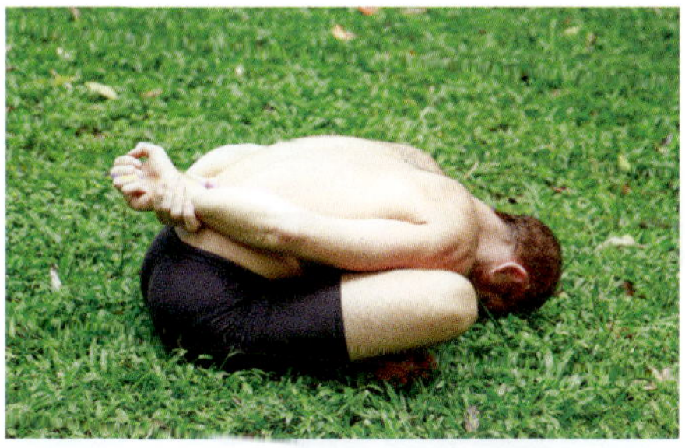

Sentado, com as pernas cruzadas, a perna direita à frente da esquerda e a mão direita segurando o punho da mão esquerda. Mantenha as escápulas encaixadas para baixo, a coluna ereta e o queixo paralelo ao chão. Na expiração, o tronco se inclina à frente, em oito tempos, levando a testa em direção ao chão. Retenha a respiração por oito tempos, com os pulmões vazios. Na inspiração, o tronco se eleva e retorna à postura inicial em oito tempos. Retenha a respiração por oito tempos. Repita oito vezes.

Jānu Śirṣāsana

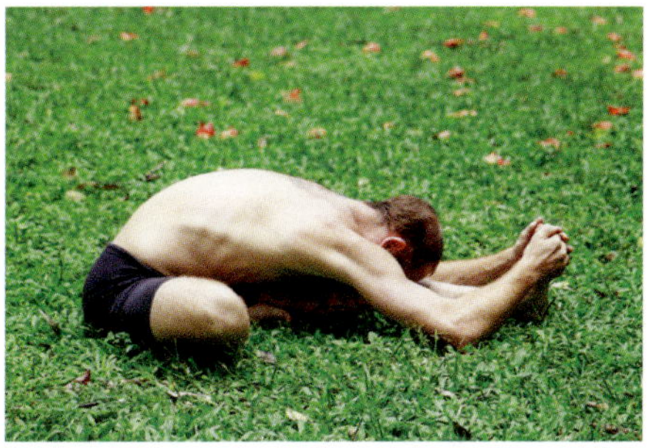

Sente-se com as duas pernas estendidas, os pés ativos com os dedos apontando para cima, os quadris bem apoiados no chão, as costas eretas, empurrando o topo da cabeça na direção do céu. O queixo deve estar paralelo ao chão. Flexione a perna direita levando o joelho para fora e o calcanhar na parte interna da coxa esquerda, o mais próximo possível da virilha. Ao expirar, desça o tronco na direção da perna esquerda, leve a cabeça em direção ao joelho e mantenha a coluna alongada. Se possível, coloque as mãos na sola do pé, segurando o punho esquerdo com a mão direita, ou entrelace os dedos das mãos, ou, até mesmo, segure nas canelas. Permaneça assim por algumas respirações, desfaça a postura com consciência e repita para o outro lado.

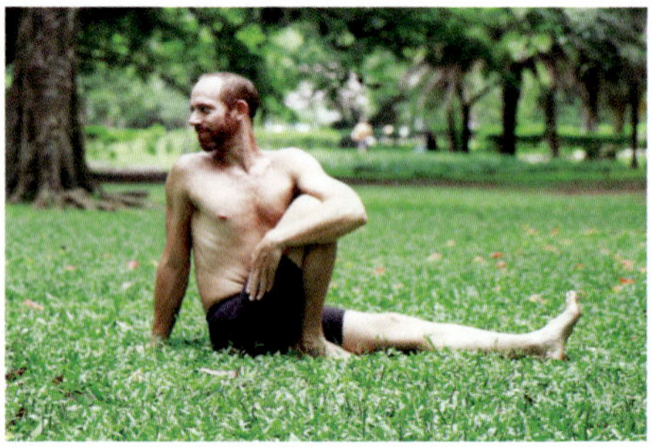

Marichyāsana C (postura da torção)

Sente-se com as duas pernas estendidas, os pés ativos, com os dedos apontando para cima, os quadris bem apoiados no chão e as costas eretas, empurrando o topo da cabeça na direção do céu. O queixo deve estar paralelo ao chão.

Flexione a perna direita e cruze-a sobre a coxa esquerda, apoiando o pé firme no chão. Alongue o braço esquerdo para cima e realize uma torção do tronco, com a coluna ereta. Faça uma alavanca com o cotovelo no joelho ou na lateral da coxa, para aprofundar a torção, que deve ser realizada do umbigo para cima. O olhar acompanha o movimento da cabeça e, idealmente, deve apontar para trás e acima do ombro. Uma variação mais tranquila é realizar a torção para o mesmo lado da perna estendida. Permaneça assim algumas respirações, desfaça a postura com consciência e repita para o outro lado.

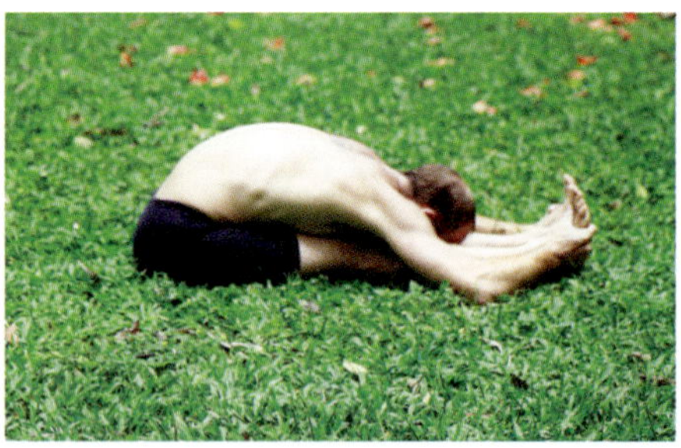

Paschimottanāsana

Sente-se com as duas pernas estendidas, os pés ativos, com os dedos apontando para cima, os quadris bem apoiados no chão e as costas eretas, empurrando o topo da cabeça na direção do céu. O queixo deve estar paralelo ao chão. Ao expirar, desça o tronco na direção das pernas, mantendo o alongamento da coluna desde os quadris. Se possível, segure os pés, ou, ainda, segure o punho da mão direita com a mão esquerda por debaixo das solas dos pés. Permaneça assim por algumas respirações e desfaça a postura com consciência.

Salamba Sarvāṅgāsana (postura da vela)

Deite-se em decúbito dorsal. Posicione os braços ao longo do tronco com as palmas das mãos voltadas para baixo. Pressione o chão com as mãos e erga as pernas. Apoie as mãos nas costas, perto dos quadris, e mantenha os cotovelos o mais próximos possível um do outro por meio da retração das escápulas. Os dedos das mãos apontam uns para os outros, com exceção dos dedões, que apontam para fora. Se possível, encaixe os quadris, para que o corpo fique perpendicular ao chão, realizando uma forte contração nos glúteos e joelhos estendidos. Caso sinta desconforto na cervical, pode-se optar por uma variação mais simples, flexionando os quadris. Mantenha o queixo próximo do peito. Essa é uma postura de sustentação sobre os ombros, não no pescoço. Não indicado para pessoas que sofrem de pressão alta, cardíacos, pessoas com glaucoma, problemas na cervical e que estejam em período menstrual.

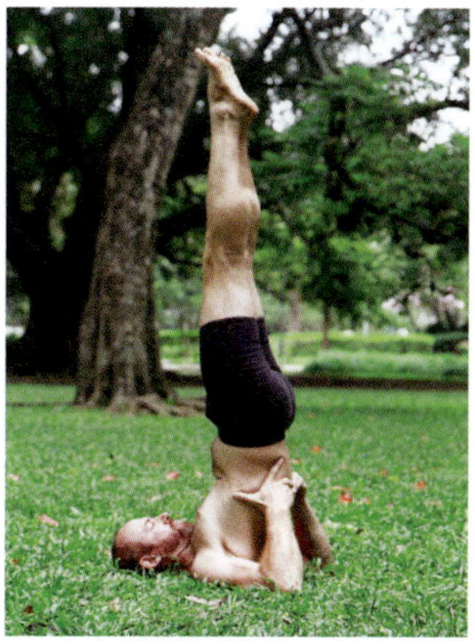

YOGA E O SISTEMA ENDÓCRINO

As posturas de *Yoga* agem no corpo sutil, nos *Chakras* e, consequentemente, nas glândulas correspondentes. Há milhares de anos, sábios dedicaram seu tempo em estudar o efeito dessas posturas no equilíbrio psicofísico. Com base nesse conhecimento ancestral, algumas posturas de *Yoga*, quando executadas com a respiração correta, são capazes de equilibrar a secreção hormonal, propiciando saúde física e emocional. Considerando uma prática que contemple o controle de cortisol secretado no sangue, a ativação do sistema nervoso parassimpático e o fortalecimento do sistema imune, seguem três exercícios eficazes que podem ser realizados antes do relaxamento ou da meditação. Mulheres grávidas e hipertensos devem evitar realizar retenções de ar (apneias).

Yoga Mudra

Sentado, com as pernas cruzadas no chão, ou sobre uma superfície um pouco mais elevada, perna direita à frente da esquerda, e mão direita segurando o punho da mão esquerda. Deixe os ombros encaixados para baixo, a coluna ereta e o queixo paralelo ao chão. Na expiração, o tronco se inclina à frente, esvaziando os pulmões e levando a testa em direção ao chão (sem forçar). Retenha a respiração por oito tempos, com os pulmões vazios. Na inspiração, o tronco se eleva e retorna à postura inicial. Retenha a respiração por oito tempos com pulmões cheios.

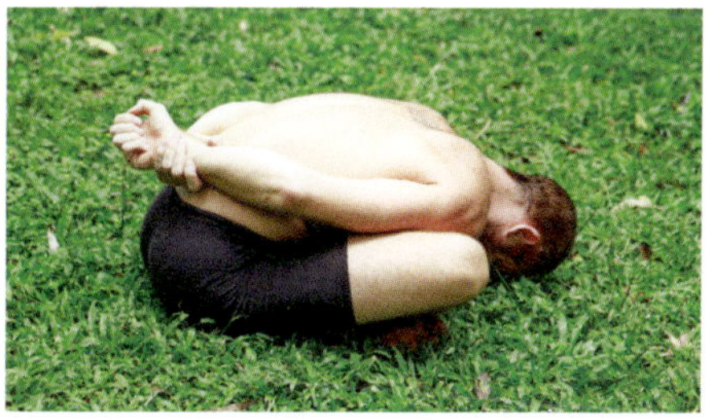

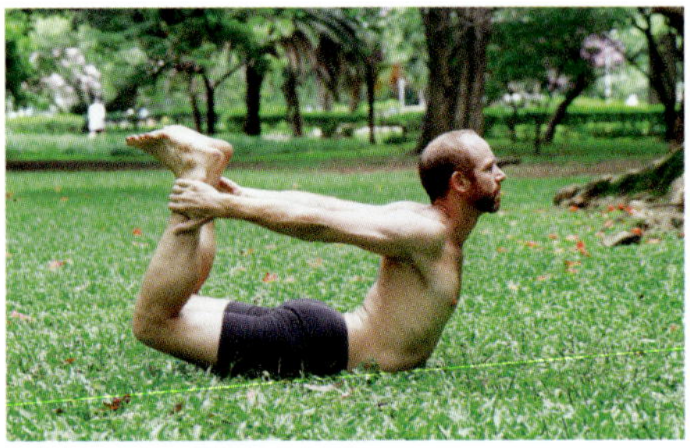

Dhanurāsana (postura do arco)

Deite-se em decúbito ventral no chão, com o rosto para baixo. Expire e flexione os joelhos. Estenda os braços para trás e segure os tornozelos. Na inspiração, puxe as pernas para trás e para cima, e, simultaneamente erga o tronco, abrindo o peito e apoiando-se sobre o umbigo. Permaneça por oito segundos na postura, com os pulmões cheios. Expire, solte os tornozelos, desfaça a postura, e traga a cabeça e as pernas ao chão. Repita oito vezes.

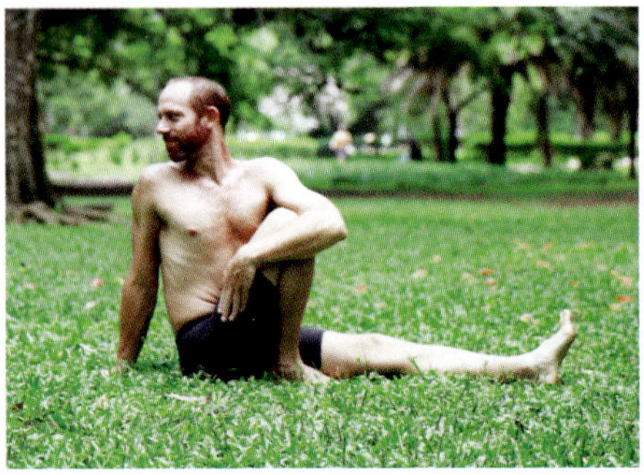

Marichyāsana C (postura da torção)

Sente-se com as duas pernas estendidas, os pés ativos, com os dedos apontando para cima, os quadris bem apoiados no chão e as costas eretas, empurrando o topo da cabeça na direção do céu. O queixo deve estar paralelo ao chão.

Flexione a perna direita e cruze-a sobre a coxa esquerda, apoiando o pé firme no chão. Inspire, alongue o braço esquerdo para cima e, na expiração, realize uma torção do tronco, com a coluna ereta. Faça uma alavanca com o cotovelo no joelho ou na lateral da coxa, para aprofundar a torção, que deve ser realizada do umbigo para cima. O olhar acompanha o movimento da cabeça e, idealmente, deve apontar para trás e acima do ombro. Permaneça alguns segundos na torção, realizando uma retenção respiratória com os pulmões vazios. Faça quatro séries para cada lado.

NATURALMENTE

4

O TREINO DA MENTE

"Penso, logo existo". Esse argumento racional de Descartes predomina na visão Ocidental, delega à *mente* a realidade última da existência e a sobrepõe às demais dimensões do ser, além de atrelar a mente aos pensamentos e às funções intelectuais. O cartesianismo acabou estabelecendo as bases da ciência moderna e contemporânea.

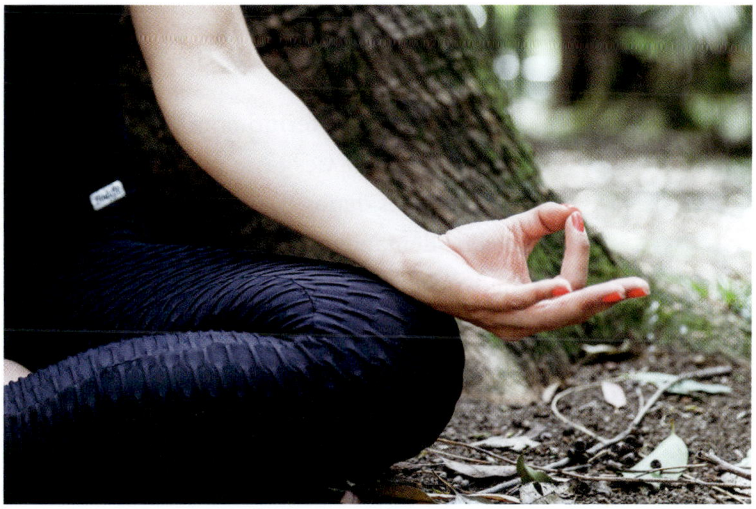

Descobertas científicas recentes da neurociência comprovam que a atividade mental, consciente ou não, é uma representação de uma atividade neural. Relacionam-se, assim, a mente e o cérebro. Comprovam, também, que atividades contemplativas e milenares praticadas pelos sábios no Oriente têm efeitos muito positivos no bem-estar físico, mental e emocional no cérebro e, consequentemente, na mente e no corpo de quem as pratica.

O *Ayurveda* (Ciência da Vida, Medicina Tradicional Indiana) deriva das filosofias *Sāṃkhya* e do *Yoga*, considera a mente um órgão dos sentidos (*Manas*), subordinada a uma inteligência superior (*Buddhi*) e relacionada a uma manifestação da consciência cósmica.

Segundo o psicólogo e ecologista norte-americano Michael Cohen, nossa mente está em todo o corpo e vai muito além de visão, olfato, paladar, audição e tato. Ele cita 53 sentidos, divididos em (Mendonça, 2015):

- *sentidos das radiações*: como quando percebemos a luz mesmo de olhos fechados;
- *sentidos das sensações*: como o sentido do movimento do corpo no espaço (propriocepção);
- *sentidos químicos*: como a percepção da ação de alguns hormônios;
- *sentidos mentais mais sutis*: como a percepção do tempo, da mente e da consciência, de campos eletromagnéticos, entre muitos outros.

A mente é uma via de mão dupla: não só percebe, processa e organiza as informações, mas, também, emana e transmite essas informações em forma de pensamentos e emoções.

O treino da mente busca refinar as capacidades da percepção e das sensações, equilibrar as emoções, fortalecer a atenção e o foco. Para que se possa obter tais resultados, deve ser incluído e praticado com disciplina. Força de vontade e dedicação são necessários para irmos contra tendências de dispersão da mente e dos pensamentos compulsivos, que nos impedem de nos conectar com a nossa natureza pura e viver o momento presente.

Estresse e resposta de relaxamento

Estresse é um termo emprestado da engenharia, que significa "pressão excessiva que gera desgaste no material". Com base nessa definição, não é difícil relacionar os danos causados no corpo quando somos bombardeados por fatores que demandam adaptação forçada. Trânsito, escassez de sono, alimentação inadequada, longas jornadas de trabalho, falta de contato com a natureza, pouco tempo destinado ao lazer, insegurança, agressões, contas para pagar, insatisfações, falta de atividade física ou mesmo o excesso dela, preocupações etc. são fatores que desencadeiam os mecanismos de lutar ou fugir, que têm sua função fisiológica, mas que, em excesso, causam graves danos à saúde.

Segundo a Organização Mundial da Saúde (OMS), o estresse está associado a 7 entre 10 das principais causas de morte em países desenvolvidos e estima-se que de 60% a 90% das visitas médicas devam-se a fatores psicológicos, emocionais ou comportamentais, ou seja, relacionem-se diretamente ao estresse excessivo (Neto, 2011).

Após a resposta de luta ou fuga gerada por um fator estressante, há a resposta de relaxamento, que é a capacidade natural do organismo de retornar a seu estado basal, mas ela não é tão imediata. Os treinos da mente, da respiração, da concentração, do relaxamento e da meditação são capazes de potencializar as mudanças fisiológicas, para que o corpo volte à homeostase após essa reação de sobrevivência, pois promove uma ativação no sistema nervoso parassimpático: diminui a pressão arterial, a frequência cardíaca e o metabolismo, e ativa o funcionamento anabólico, a regeneração e o desenvolvimento celular.

RESPIRAÇÃO

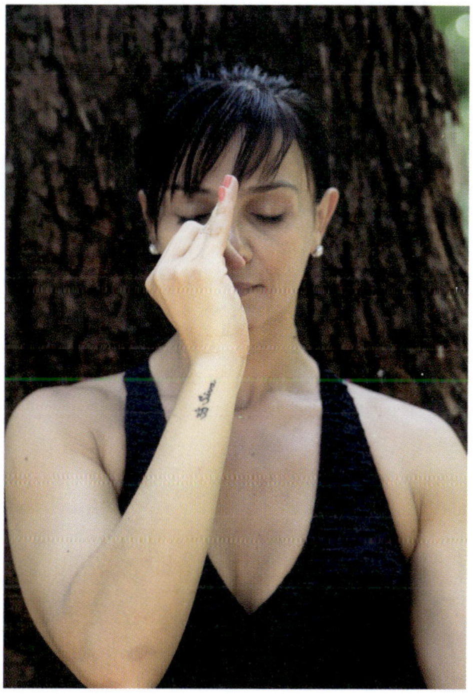

A *respiração* é a fonte do nosso poder humano e, por meio dela, agimos diretamente no sistema nervoso, podendo regular todos os ciclos do nosso corpo: batimentos cardíacos, pressão arterial, ciclos hormonais e sono. Nossa condição interior é refletida pelo padrão respiratório. Quando estamos agitados ou nervosos, a respiração é curta e ofegante, e, em situações de relaxamento, mais longa e profunda.

Ela representa também a troca entre o meio interno e o externo, e sugere uma integração harmoniosa com o ambiente. Filosofias orientais utilizam esses métodos há milênios como ferramenta de autoestudo, de manter-se focado no momento presente e de elevação dos níveis de consciência e energia.

As práticas propostas são extremamente poderosas, o que é inversamente proporcional à sua aparente simplicidade. Promovem bem-estar físico e emocional por meio do aumento da capacidade de oxigenação das células e do equilíbrio de ritmos fisiológicos, aumentam a vitalidade e a disposição, proporcionam mais foco, mais equilíbrio emocional em situações de estresse e mais paz e tranquilidade para o dia a dia.

A respiração acontece pelo movimento elástico dos pulmões e pela ação dos músculos respiratórios. Abrange a inspiração, que é um fenômeno ativo de expansão da caixa torácica, decorrente fundamentalmente da contração dos músculos inspiratórios, os quais constituem uma verdadeira bomba respiratória. O diafragma é o principal músculo inspiratório e separa a cavidade abdominal da caixa torácica. As costelas se movem por meio da ação de duas capas musculares superficiais, conhecidas por músculos intercostais. Já os escalenos atuam para expandir a caixa torácica superior, mais perto da região clavicular. Outros músculos acessórios atuam na inspiração: peitoral maior, peitoral menor, trapézio, serrátil anterior e o esternoclidomastóideo.

Por sua vez, a expiração, que é outro movimento respiratório, tem como principais responsáveis os músculos abdominais, compostos pelo reto abdominal, oblíquo interno, oblíquo externo e transverso, e os músculos intercostais.

Prática das técnicas respiratórias

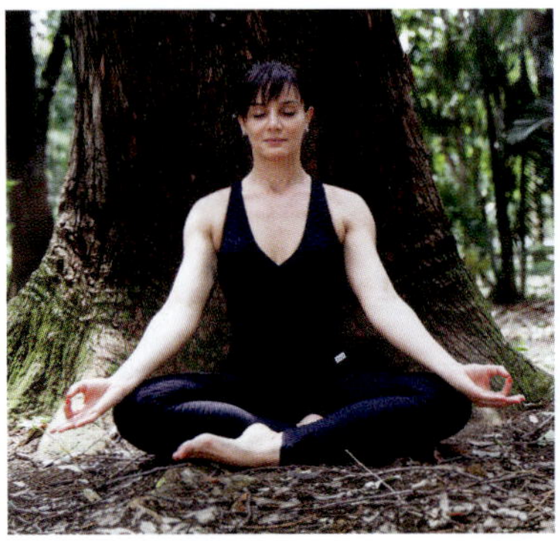

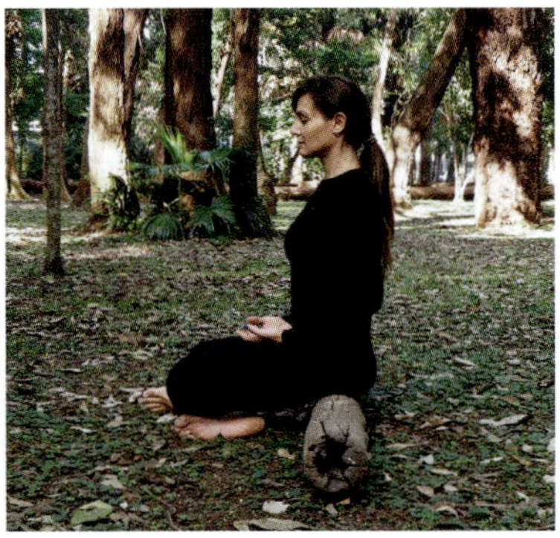

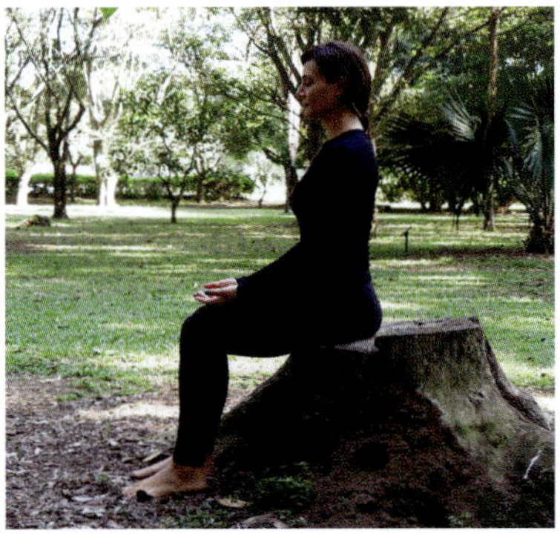

Encontre uma postura sentada adequada. Sentar-se numa postura ereta favorece uma resposta interna de formação reticular, uma malha de fibras nervosas no tronco cerebral, relacionada à vigília e à percepção. Essa é uma razão neurológica que explica o porquê de sentar-se ereto e com dignidade nos mantêm vigilantes e alertas para práticas do treino da mente. Eis algumas orientações:

- Mantenha a coluna ereta e sente-se sobre os ísquios.
- Não arredonde as costas: o ideal é manter as curvaturas naturais da coluna lombar, dorsal e cervical. A cabeça se mantém no prolongamento da coluna. Imagine uma bolinha de tênis abaixo do queixo, mantendo-o paralelo ao chão.
- Se for difícil manter a postura sentada com as pernas cruzadas no chão, eleve os quadris, sentando numa superfície um pouco mais elevada (uma almofada, por exemplo, ou um tronco ou uma pedra).
- Se, ainda assim, for difícil manter a posição por falta de mobilidade dos quadris, ou qualquer outro problema, sente-se numa superfície ainda mais elevada, como uma cadeira, mas mantenha os pés no chão. Nesse caso, desencoste-se. Se precisar de apoio nas costas, pelo menos

desencoste a cabeça, para evitar que caia no sono. Lembre-se de que essa deve ser uma postura firme, mas, também, confortável. Dessa maneira, sua postura não rouba mais sua atenção e você poderá se manter em silêncio e se dedicar ao treino da respiração.

Respiração completa

O objetivo dessa respiração é desenvolver os músculos envolvidos nessa ação, favorecer maior expansão pulmonar e facilitar a absorção de oxigênio e das propriedades vitais do ar, bem como eliminar impurezas e toxinas do corpo. Atua diretamente nos sistemas imunológico e nervoso, massageia o coração, equilibra o sistema endócrino, tranquiliza a mente.

Postura inicial: em pé, sentado ou deitado.

Inspire pelas narinas, enchendo a parte inferior dos pulmões. A pressão do ar empurra a parede abdominal para a frente, de forma natural. Conscientemente, leve o ar também para a região lombar. Depois, respire e preencha a parte média do tronco. Sinta a expansão lateral da caixa torácica e o alongamento da musculatura intercostal. Finalize, levando o ar para a parte superior do peito, perto das clavículas. Evite elevar os ombros. A inalação é contínua, embora os três movimentos aparentem ser distintos. Expire o ar lentamente pelas narinas, mantendo o tronco firme. Retraia a musculatura abdominal gradativamente, esvaziando os pulmões por completo, antes de iniciar uma nova inspiração.

Bāstrika (respiração do fole)

Esse *Prānāyāma* (técnica do *Yoga*) promove o fortalecimento da parede abdominal, o aumento da circulação sanguínea e a tonificação do sistema nervoso. Também ocasiona a normalização das funções dos aparelhos digestório e excretor e a oxigenação de todo o organismo, desintoxicando e revitalizando os tecidos.

Em postura sentada, firme e confortável, com a coluna ereta, comece a fazer algumas respirações profundas pelas narinas. De modo gradual, acelere o ritmo, contraindo ao máximo o abdome a cada exalação. Na expiração, acontece a elevação do diafragma e a contração da musculatura reta abdominal de forma vigorosa e rápida. Na inspiração, ocorre a projeção do abdome para fora e o ar entra naturalmente pelas narinas, não há necessidade de forçar. Ao expirar, como num espirro, o abdome é contraído com força. É recomendado fazer uma retenção com os pulmões cheios após cada ciclo.

Fole pela boca

Ativa o diafragma e o metabolismo, oxigena o organismo e tem efeito desintoxicante.

Em uma postura sentada, firme e confortável, com a coluna ereta, comece a fazer algumas respirações abdominais, inspirando e expirando pela boca. Vá acelerando o ritmo aos poucos, contraindo ao máximo o abdome a cada exalação. Na expiração, o diafragma é elevado e a musculatura abdominal é contraída vigorosa e rapidamente. Ao inspirar, o abdome se projeta para fora. Ao expirar, ele se contrai com força.

Proporção um para dois (1:2)

A intenção das expirações mais longas do que a inspiração é ativar o sistema nervoso parassimpático, diminuir os efeitos do nocivo estresse, controlar a ansiedade, melhorar a atenção e a concentração, e favorecer estados de relaxamento.

Em uma postura confortável, com a coluna ereta e a atenção voltada para sua respiração, faça alguns ciclos de respiração profunda e consciente. Comece, então, a dar ritmo para a respiração de forma que a expiração tenha o dobro de duração da inspiração. Mantenha sempre um ritmo confortável e aumente o tempo gradativamente.

Esvaziar o pneu

Essa respiração é uma limpeza dos pulmões e serve para ativar a musculatura abdominal e do *core*. A inspiração acontece pelas narinas e a expiração se dá pela boca entreaberta: o ar sai entre a língua e os dentes, emitindo um chiado. Esvazie os pulmões completamente enquanto ativa a musculatura abdominal, contraindo o abdome em direção às costas (*hollowing*) ao mesmo tempo que os músculos intercostais e transversos do abdome se contraem, fazendo a ação de espartilho (*bracing*). Recomece apenas quando não mais houver ar residual nos pulmões.

Leão

Siṁhāsana é o nome em sânscrito dessa posição. *Siṁhā* significa "leão", e *Āsana*, "postura". Recebe esse nome porque quem o pratica lembra um leão rugindo. Ela relaxa a tensão do rosto e das mandíbulas. Favorece a redução do estresse e ajuda a eliminar tensões do corpo e da mente. É recomendada para quem tem problemas relacionados com a voz ou com a garganta, bem como para regular as glândulas tireoide e paratireoide que regem o metabolismo.

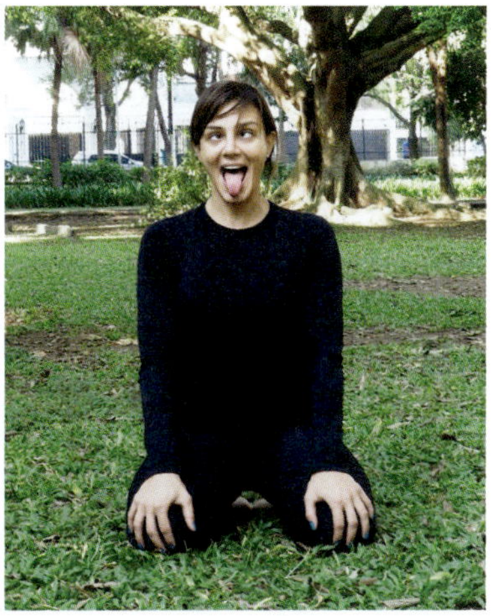

Ajoelhe-se no chão e sente-se sobre os calcanhares, com os dedos dos pés apontando para trás. A cabeça e a espinha devem ficar eretas, com os joelhos a uma distância de 15 a 30 centímetros um do outro. É necessário pressionar cada palma das mãos sobre os respectivos joelhos, deixando os dedos estendidos. Inspire pelas narinas e abra a boca completamente. Ao expirar pelo nariz e pela boca simultaneamente, estique a língua o máximo que puder, em direção ao queixo. Contraia o abdome para segurar o fôlego. Abra bem os olhos, mostrando os dentes e esticando os músculos da face, de maneira a fazer uma expressão facial assustadora, liberando também a tensão da garganta. A expiração deve produzir o som de um rugido: "Ahhh".

Respiração ritmada com retenções – *Kumbhaka* (apneia)

Em outras palavras, esse é um exercício que consiste em inspirar, reter a respiração com pulmões cheios, expirar e reter a respiração com pulmões vazios. Não é aconselhado fazer retenções para pessoas com problemas cardíacos, circulatórios, hipertensos ou mulheres grávidas. As proporções de tempo sugeridas, respectivamente, para cada uma das quatro fases são 1:1:1:1/4:6:8:2. A princípio, evite as retenções com pulmões vazios para não se esforçar demais. Gradativamente, a respiração se expande e o tempo delas também.

Essa respiração promove o equilíbrio do sistema nervoso e dos ritmos internos do corpo: batimentos cardíacos, regula ciclos hormonais e do sono, revitaliza o sistema nervoso, melhora a digestão e a excreção, otimiza a oxigenação do sangue. Entre os efeitos sutis, promove harmonização consigo mesmo e com o universo, estabilização da mente, sensação de receptividade e alegria. Com expirações mais longas na respiração, ativamos o sistema nervoso parassimpático, que está relacionado ao relaxamento e ao controle de estresse e de ansiedade.

Encontre uma postura confortável com a coluna ereta e faça algumas respirações profundas. Para começar, use o mesmo tempo para cada uma das fases (proporção de 1:1:1:1), contando mentalmente o tempo de acordo com as batidas do seu coração. Depois que sentir conforto nesse ritmo, experimente a proporção 4:6:8:2.

Respiração polarizada

Promove o equilíbrio interno purificando os dois principais canais de energia opostas e complementares. Influencia diretamente as atividades mentais e equilibra as respostas emocionais. Ficamos menos ansiosos e estressados, ao mesmo tempo que estados de depressão e de letargia são minimizados. A sensação de bem-estar é imediata.

O que foi descrito para a respiração ritmada também é válido para a polarizada, acrescentando a alternância, isto é, enquanto utilizamos uma narina, a outra fica bloqueada. Encontre uma postura confortável com a coluna ereta e faça algumas respirações profundas. Expire todo o ar e bloqueie a narina direita com o polegar direito, inspirando profundamente pela narina esquerda. Faça uma pausa com os pulmões cheios de ar e, bloqueando a narina esquerda com o dedo anelar direito, expire pela narina direita. Faça uma pausa com os pulmões vazios e inspire pela narina direita. Faça uma pausa com os pulmões cheios e, bloqueando a narina direita, expire todo o ar pela narina esquerda. Repita esse ciclo por alguns minutos e lembre-se de sempre trocar as narinas enquanto os pulmões estiverem cheios.

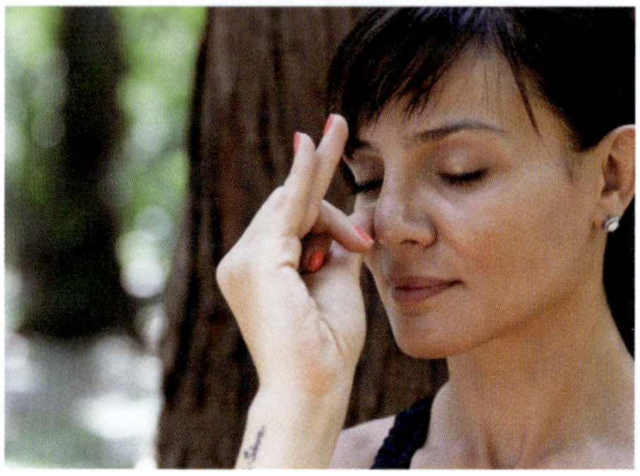

Ujjayi (respiração de fogo)

Essa é uma respiração que remete força e presença. Estimula a glândula tireoide e, consequentemente, equilibra o metabolismo. Aumenta o calor do corpo e o nível de energia. Evita distúrbios digestivos e estados depressivos. Deve ser evitada por quem tem hipertireoidimo ou hipertensão, pois é estimulante. A prática dessa técnica propicia clareza e agilidade na mente e maior vivacidade.

Encontre uma postura confortável com a coluna ereta e faça algumas respirações profundas. Comece, então, a respirar pela boca, com uma leve contração da glote, fazendo que o ar raspe suavemente pela garganta produzindo um som de "haaa!". (*Atenção*: tome cuidado para não machucar a garganta ou sentir desconforto.) Você pode experimentar produzir o mesmo som fazendo a respiração pelas narinas com a boca fechada. No início, o som deverá ser baixo, para não arranhar a garganta, mas, depois, conforme a respiração ficar mais confortável, o som deve ficar mais claro. Lembre-se de manter o mesmo tempo entre a inspiração e a expiração.

CONCENTRAÇÃO

Cultivo do silêncio

Não se trata apenas do silêncio da boca, mas o objetivo é cultivar o silêncio da mente. O silêncio é para a mente o que o jejum é para o corpo. Oferece um descanso, mesmo que por alguns instantes, para a mente analítica, as preocupações e as frustrações. Por isso, o objetivo dessa prática é trazer a mente para o momento presente, concentrando a atenção no aqui e agora. Dessa forma, obtemos mais clareza mental, objetividade, paciência. Controlamos o estresse, a ansiedade e os estados emocionais negativos. Favorecemos o equilíbrio psíquico e emocional. Praticar regularmente nos ajuda a utilizar a técnica em situações de crise.

Sentado numa posição firme e confortável, alinhe a coluna, mantendo as curvas naturais das costas, os ombros relaxados, o queixo paralelo ao chão. (Escolha uma das opções descritas anteriormente.) Faça algumas respirações suaves e profundas pelas narinas e mantenha os olhos fechados ou semicerrados. Diminua estímulos externos: visuais, sonoros e tudo o que possa desviar sua concentração. Leve a atenção para a respiração, às batidas do coração, às sensações do corpo. Observe-se. Com a prática, o observador interno será também capaz de observar os próprios pensamentos. Olhe para os pensamentos com certo distanciamento, evitando o pensamento discursivo e reflexivo. Observe a transitoriedade do que passa pela mente: pensamentos vêm e vão. Sinta-se ocupando o seu corpo e focalize o espaço entre os pensamentos. A música é feita de som e silêncio. Normalmente, valorizamos o som e ignoramos o silêncio. Entretanto, sem os espaços entre as notas musicais, não haveria música, somente caos e barulho. Assim é a nossa mente. Ela deve ser orquestrada. É preciso um esforço consciente e regularidade na prática para ir contra a tendência da mente centrípeta, ávida por estímulos, e, principalmente, da supervalorização do pensamento. Estipule algum tempo curto, mas comece, mesmo que seja por 1 minuto. Essa é a base para os exercícios subsequentes.

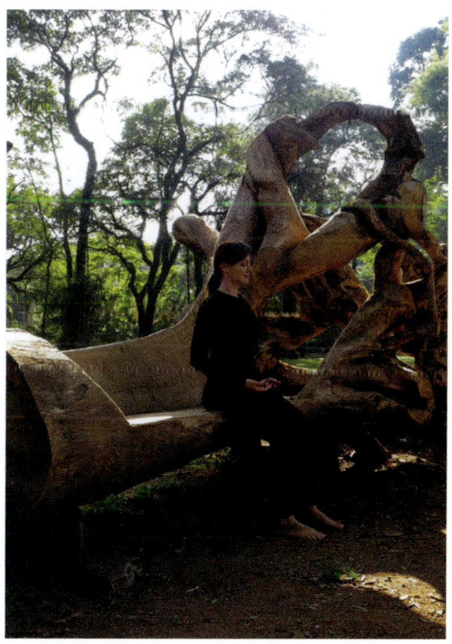

Atenção a um ponto fixo

A atenção pode ser algo abrangente. Nesse sentido, o objetivo dessa prática é recolher a atenção para um objeto específico, direcioná-la e sustentá-la. Então, a concentração é focada. Para simplificar e tornar acessível a todos e em qualquer lugar, vamos nos concentrar na respiração. Porém, as sugestões dessa prática podem ser adotadas para outros objetos: uma vela, uma figura inspiradora, um rio, uma flor etc. Você pode perceber todos os outros estímulos e observar seus pensamentos, sentimentos, sons, sensações, contudo, sem se envolver com eles.

Sente-se em uma postura confortável, com as costas eretas, o tronco firme, mas relaxado. Relaxe as mandíbulas e o olhar, mesmo se os olhos estiverem fechados. Leve sua atenção para a respiração, perceba as temperatura do ar, o ar entrando e saindo das narinas, o movimento do tronco, dos pulmões, dos músculos respiratórios.

Em cada ciclo de inspiração e expiração, conte mentalmente de 1 a 4 em cada fase, imprimindo um ritmo regular (aos poucos, tente aumentar o tempo, tornando as respirações mais longas e profundas). Se for capaz, tente fazer 10 séries de respirações, sem perder a contagem. Se preferir, comece com as duas mãos fechadas, e para cada ciclo, estique um dedo. Isso ajudará a manter a mente focada.

Outra opção é observar a sua experiência com serenidade, mantendo a sua mente envolvida na constatação do fato de respirar, como, por exemplo: "inspiro" ,"ar que entra", "ar para dentro", nas inspirações, e "expiro", "ar que sai", "ar para fora", nas expirações. Aprofundar seu envolvimento emocional também intensifica os processos de atenção em relação ao objeto: a cada respiração, confira acolhimento, gratidão, até mesmo, devoção.

Equilíbrios estáticos e dinâmicos

Uma maneira eficiente de recolher os sentidos é por meio dos movimentos de equilíbrio do corpo. Algumas partes do corpo estão interligadas por *inibição recíproca*: ou seja, quando há a ativação de uma parte, ocorre a supressão de outra. Até certo ponto, algumas regiões dos hemisférios direito e esquerdo se relacionam dessa forma. O hemisfério visual espacial direito tem a maior responsabilidade de representar o estado do corpo (por meio de sinais neurais dos proprioceptores, do sistema vestibular e do labirinto), e ocupando-se dessas atividades de sentir o corpo como totalidade, silencia, de forma eficaz, a tagarelice do lado esquerdo do cérebro.

Para ampliar a ativação neural, comece tomando consciência da respiração, sinta o corpo na totalidade, leve a atenção para todas as sensações que

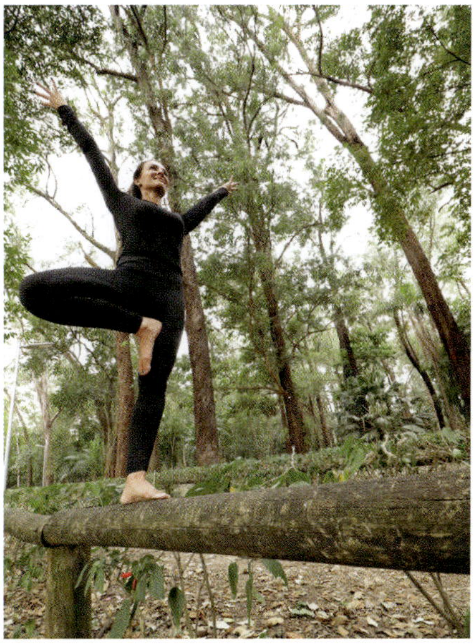

surgirem. Mesmo que seja relativamente fácil para você dominar o movimento, traga totalidade à ação. Ou, então, desafie-se, mantenha-se mais tempo parado na postura, ou estreite a superfície ou as bases de apoio, com a intenção de aquietar a mente, sem se esforçar demais, mantendo a tranquilidade e o foco.

A consciência corporal auxilia a singularidade da mente a estabilizar a atenção, porém, o foco pode ser praticado em todos os movimentos, em toda ação. Entretanto, nos exercícios de equilíbrio, especificamente, a instabilidade das emoções e da mente se reflete diretamente no corpo, e vice-versa, tornando-os uma ferramenta muito eficaz.

No Capítulo 2, *Natureza do movimento*, estão descritos alguns exercícios de equilíbrio que podem ser utilizados também para esse fim.

MEDITAÇÃO

Meditar significa estar imerso no momento presente, concentrado e atento. É simplesmente um estado natural de se sentir em unidade. Consiste em encontrar a verdadeira natureza por trás do mundo das formas, de nossos julgamentos, crenças, desejos e aversões. Os pensamentos são como véus que nos impedem de nos conectar com a paz e a felicidade inerente do Ser, que não está em nenhum outro lugar senão no aqui e agora.

A serenidade, o sentimento de totalidade e a presença são atributos que podem ser cultivados por meio da observação e do consequente silenciamento da mente. Podemos nos preparar para que aconteça por meio de técnicas e do direcionamento consciente. Cultivar a objetividade e a equanimidade da mente nos ajuda a levar uma vida mais equilibrada em todos os âmbitos: social, emocional, profissional, físico e psicológico.

Centenas de pesquisas listam extensos benefícios da meditação, como: diminuição da ansiedade, da insônia, da depressão e das doenças psicossomáticas; superação da agressividade, das fobias e das neuroses; redução do consumo de álcool e de drogas em geral; normalização da pressão arterial; aumento da eficiência cardiovascular; correção do peso; rejuvenescimento; melhora do desempenho esportivo, escolar e profissional; aumento da concentração, da aprendizagem, da memória e da criatividade; conquista de uma maior estabilidade emocional e de sentimentos de cordialidade, de amor, de felicidade e de paz. Contudo, o maior benefício da meditação é o de nos colocar em contato com nós mesmos, com a paz e com a felicidade que buscamos incessantemente no mundo afora.

É preciso determinação para meditar, além de autocompaixão e uma dose de bom humor, para não se irritar com a natureza inquieta da mente. Sabendo disso, as chances de frustração diminuem.

Meditação conduzida

Essa prática é indicada para iniciantes. As instruções têm como objetivo fortalecer o observador interno, até que a mente se acalme para estados mais profundos de conexão com o momento presente.

Trata-se de um treinamento suave e firme para trazer a mente para o momento presente, para ancorarmos no aqui e agora, e, a partir de então, experimentarmos a sensação de paz e de unidade. Encontre uma postura favorável. Você pode manter os olhos fechados, para evitar distrações, ou abertos, para evitar cair no sono, mantendo o olhar focado.

Relaxe os ombros, o maxilar e a testa. Abra o peito e cresça com o topo da cabeça em direção ao céu, deixando o queixo paralelo ao chão e o abdome relaxado. As mãos repousam tranquilamente sobre as pernas. Sinta o toque do ar na sua pele, o espaço que seu corpo ocupa. Observe seu corpo sentado, como se pudesse se enxergar de fora. Permaneça atento ao que percebe e às sensações do seu corpo. Faça algumas respirações profundas pelas narinas. Perceba o ar entrando, preenchendo o abdome e as costas, expandindo a caixa torácica para os lados, preenchendo, também, a parte alta do peito, as axilas e elevando suavemente as clavículas. Esvazie-se por completo a cada expiração. Realize alguns ciclos de respiração profunda. Suavize a expressão e, aos poucos, deixe que a respiração siga um ritmo natural e lento. Leve sua atenção para o centro do peito, ou para entre as sobrancelhas, visualizando um ponto de luz. Mantenha sua atenção nesse ponto enquanto respira. Pensamentos, sensações e sentimentos afloram a todo momento. Eles vêm e vão, como nuvens no céu. Não se atenha a eles, apenas observe, ciente da transitoriedade das coisas. Por alguns momentos, livre-se da necessidade de agir ou reagir, de julgar ou analisar. Apenas esteja presente. Se a mente se distrair com conteúdos mentais, o que é absolutamente normal, de forma delicada, traga a sua atenção de volta para o ponto de luz e para todo movimento, por menor que seja, envolvido no ato de respirar. Tente manter o corpo imóvel, respire e dissolva qualquer tensão ou desconforto que surgir durante a prática. Relaxe, liberte-se de toda necessidade de fazer e permita-se, simplesmente, *ser*. Abra os olhos lentamente, se estiverem fechados, faça movimentos suaves, sinta seus pés e pernas, respire naturalmente, e, sem perder a conexão com o mundo interno, levante-se.

Meditação caminhando

Meditar caminhando não é sair para uma caminhada para relaxar, mas utilizá-la para se entregar à meditação. Manter a mente interessada em atos simples do dia a dia, gestos automáticos, requer atenção e concentração extra. Você deve estar atento ao seu corpo, aos seus passos, à sua respiração. Da mesma forma que escolhemos o lugar para meditar sentado, é preciso escolher um ambiente para meditar caminhando: o ideal é que seja tranquilo e sem interrupções. Os passos devem ser pequenos (um pé na frente do outro) e conscientes, com plena percepção no movimento dos pés e no contato deles com o solo.

Concentrar-se na respiração durante as passadas pode ser uma ótima forma de se conectar ao momento presente. Você pode, por exemplo, inspirar ao tocar o pé direito, expirar ao tocar o pé esquerdo, ou realizar uma contagem a cada expiração, ou a cada ciclo da marcha. É importante definir um ritmo lento para acalmar a mente. Lembre-se de que não é um exercício físico, e que não há necessidade de chegar a nenhum lugar que não seja aqui mesmo.

Meditar caminhando é estar totalmente presente de corpo e mente, percebendo cada passo, os movimentos dos braços, a cadência da respiração, a expressão facial, a postura da coluna, os ombros, o pescoço e o ritmo das passadas.

Na meditação que se realiza caminhando, além dos nossos próprios pensamentos, há todo o restante à nossa volta: pessoas, sons, cores, árvores, animais, que podem desviar nossa atenção e dificultar a prática. Entretanto, uma vez que conseguirmos fazer isso, será mais fácil trazer para a vida os benefícios adquiridos, entre eles a atenção e a concentração no dia a dia.

Consciência plena

Sente-se em uma postura firme e confortável. Os olhos podem estar abertos, semiabertos ou fechados. Comece realizando algumas respirações profundas. Diminua os estímulos externos, recolha os sentidos e direcione a atenção a um ponto fixo: no caso, a respiração. Então, é possível preparar o campo para se manter indiferente a qualquer coisa que vier à mente. Sensações, emoções, desejos e pensamentos atraem a atenção para que possamos reagir a eles. Portanto, não é natural deixá-los passar sem se envolver. Porém, o que passa pela mente é transitório, conteúdos vêm e vão. Não tente controlar o fluxo, não se esforce demais, apenas observe. Mantenha a consciência plena e absorvida no aqui e agora.

Permaneça por alguns minutos nessa postura, começando com 5 minutos e estendendo o tempo gradativamente. Vinte minutos promovem o mesmo estado de relaxamento gerado após 6 horas de sono. Utilize um *timer* ou alarme para controlar o tempo e renuncie a todas as preocupações durante a meditação, para aproveitar a chance de mergulhar em si mesmo e no momento presente.

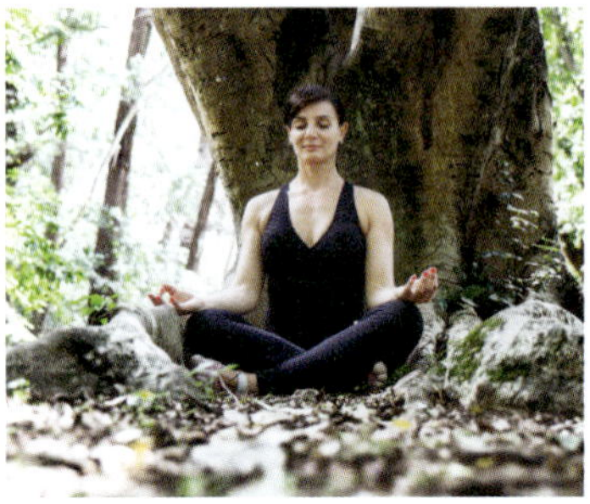

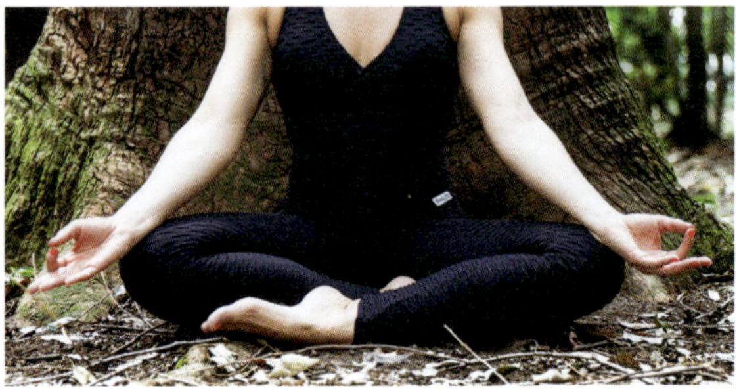

RELAXAMENTO

É por meio da regulação do sistema nervoso que todos os outros sistemas também são regulados: endócrino, imunológico, cardiovascular, gastrointestinal. O *relaxamento* ativa os circuitos do sistema nervoso parassimpático, responsável por enviar sinais calmantes e tranquilizantes para todo o corpo e para a mente, promovendo, dessa forma, saúde e bem-estar. Músculos relaxados enviam um sinal para o cérebro de que está tudo bem. É difícil se sentir estressado ou aborrecido quando estamos relaxados, e esse estado pode ser induzido por diferentes práticas.

Respiração diafragmática

Essa prática será muito útil:

- No relaxamento após uma prática física intensa.
- Para acalmar-se antes dormir.
- Nos momentos de tensões e de conflitos emocionais.
- Quando se sentir mentalmente cansado.
- Antes de um exame ou da execução de um trabalho intelectual.

Ela tranquiliza crises emocionais, acalma e diminui divagações mentais, cura insônia, promove o reestabelecimento do sistema imunológico, aumenta a oxigenação no sangue e no cérebro, equilibra funções vegetativas estimulando o sistema nervoso parassimpático, energiza o corpo sutil por meio da energia que circula após o desbloqueio das tensões no corpo físico. Não há contraindicações.

Deite-se em decúbito dorsal, flexione os joelhos, mantenha-os juntos, mas com os pés afastados. Descanse uma das mãos no abdome, para manter o foco na respiração baixa.

A inspiração acontece pelas narinas, porém, não cabe a elas puxar o ar, mas, sim, àquela área posterior às narinas e anterior à faringe. As narinas filtram, purificam e aquecem o ar. A respiração deve ser lenta e profunda. A atenção deve se manter no movimento do ventre, no entrar e sair do ar nos pulmões. O praticante deve se limitar num certo momento, quando o diafragma está funcionando correta e instintivamente, a apenas observar e seguir a respiração com atenção à sua movimentação natural, livre e espontânea. Para o bom êxito dessa prática, deve-se mentalizar a energia, que é a própria vida nos preenchendo de tudo de que precisamos para experimentarmos paz, leveza, felicidade e bem-estar.

Relaxamento progressivo

Nessa técnica de relaxamento, concentramos a atenção sistematicamente a diferentes partes do corpo, dos pés à cabeça ou vice-versa. Dependendo do tempo disponível para a prática, pode-se concentrar em grandes regiões do corpo até áreas menores mais específicas.

Para relaxar uma área do corpo, basta trazer consciência às sensações do corpo, e, por meio da sua intenção mental, enviar o comando "*Relaxe*".

O relaxamento progressivo também é uma ótima ferramenta para adormecer.

Deite-se confortavelmente e faça algumas respirações profundas. Examine todo o seu corpo com sua consciência, levando relaxamento para cada uma das partes. Sinta o toque dos pés no chão. Relaxe os pés, a sola dos pés, os dedos dos pés. Relaxe os tornozelos. Relaxe a musculatura das pernas, panturrilhas e tibiais. Relaxe os joelhos e as coxas. Sinta o toque dos quadris no chão e relaxe os quadris, os glúteos, as virilhas. Relaxe abdome e órgãos internos. Relaxe as costas: lombar, dorsal e cervical. Sinta o toque das escápulas no chão, relaxe o trapézio, os ombros e as axilas. Relaxe os braços, os cotovelos, os antebraços, as mãos e os dedos das mãos. Relaxe a musculatura do peito, a garganta e o pescoço. Sinta o toque da cabeça no chão, relaxe o maxilar, a musculatura da face, as têmporas, os olhos, as sobrancelhas, a testa, o couro cabeludo e a parte de trás da cabeça. Deixe sua consciência percorrer agora todo o seu corpo, mantendo o corpo totalmente relaxado. Permaneça deitado por alguns minutos sentindo a energia fluir livremente dos pés à cabeça.

Visualização de imagens

Essa técnica de relaxamento é indicada para ambientes internos. A visualização de imagens acalma diálogos internos, que podem provocar estresse, ansiedade, preocupações ou angústias. As simulações também têm efeitos positivos na recuperação do sistema nervoso e no aumento da concentração e da atenção.

As visualizações são um poderoso amparo para o bem-estar, exercem efeitos semelhantes à de espaços reais, embora não substituam a experiência de estar na natureza.

Mantenha-se deitado confortavelmente. O ideal é que a visualização seja realizada depois de um relaxamento, por mais breve que seja, ou utilizando as técnicas descritas anteriormente, ou a partir de alguns comandos mais simples e gerais, como por exemplo:

- Respire profundamente e sinta a tensão se esvair do seu corpo.
- Examine seu corpo se houver algum ponto de tensão e relaxe-o.
- Sinta o corpo pesado no chão, relaxe o maxilar, a língua, os olhos, a testa.

Imagine uma paisagem natural: uma cachoeira, uma montanha, um lago, uma praia. Descreva-a para a mente com riqueza de detalhes. Visualize cores, texturas, sinta a temperatura. Enriqueça o filme mental com cheiros e sons. Interaja e se imagine nesse lugar, desfrutando da sensação de unidade, de alegria, de satisfação e de tranquilidade que essa experiência proporciona.

Respirações regulares

O ritmo normal do coração sofre pequenas mudanças entre cada batida. Essa variabilidade do ritmo cardíaco (VRC) reflete a atividade do sistema nervoso autônomo. Na inspiração, o sistema nervoso simpático é ativado, e, na expiração, o sistema nervoso parassimpático. Há diminuição da VCR em razão do estresse, das emoções negativas e do envelhecimento. O aumento da quantidade e da regularidade da VRC é relacionada à redução do estresse e à melhora da saúde do sistema cardiovascular, das funções imunológicas e do humor (Luskin et al., 2002 apud Hanson, 2012; McCraty, Atkinson e Thomasino, 2003 apud Hanson, 2012). A VRC tem influência direta com o bem-estar geral e com a estimulação do sistema nervoso parassimpático, e pode ser estimulada por meio da respiração, da intenção e de emoções positivas.

Encontre uma postura estável e confortável, sentado ou mesmo deitado. Respire de forma que inspirações e expirações tenham a mesma duração. Por exemplo, ao inspirar, conte mentalmente até quatro, e ao expirar, também. Imagine ou sinta que a respiração acontece pela região do coração. Traga à mente uma emoção gostosa, como gratidão, bondade, amor. Você pode evocar esses sentimentos trazendo à lembrança um momento feliz, uma pessoa, um animal de estimação etc. Poucos minutos são suficientes para obter resultados surpreendentes.

Śavāsana

Esta técnica é proveniente do *Yoga*. *Śava* significa "cadáver" e *Āsana*, "postura". O objetivo é imitar um cadáver, mantendo o corpo completamente sem movimento. Mantendo-se imóvel por algum tempo, enquanto estamos totalmente conscientes, aprendemos a relaxar. Embora seja aparentemente fácil, essa é uma das posturas mais difíceis de dominar.

Você pode utilizar um colchonete ou um tapete de *Yoga*, e utilizar mantas ou almofadas abaixo da cabeça e/ou abaixo dos joelhos para permanecer na postura. Num ambiente mais natural, certifique-se de que o terreno esteja seguro e de que seja relativamente confortável.

Deite-se em decúbito dorsal, como um cadáver. Relaxe os quadris no chão e faça um suave encaixe pélvico, para relaxar também a lombar. Mantenha pernas relaxadas, calcanhares próximos e dedos dos pés apontados para fora. As escápulas devem tocar o chão, com uma leve rotação externa dos ombros. Os braços devem ficar estendidos ao longo do tronco, suavemente afastados, com as palmas das mãos voltadas para cima. O pescoço deve estar suavemente alongado, de forma que o queixo se aproxime do peito. O maxilar e o rosto devem estar relaxados.

Cubrir os olhos também é uma opção para um relaxamento mais profundo. Entregue-se à gravidade e sinta todo o corpo pesado, como se fosse afundar no chão. Inicie com algumas respirações profundas e solte o ar pela boca, desfazendo toda a tensão do corpo físico. Depois, respire de forma suave e lenta pelas narinas, para não perturbar a coluna ou o corpo.

Concentre-se, então, nas expirações, cada vez mais longas que a inspiração, porém, suaves. O maxilar deve estar relaxado, a língua e as pupilas devem ficar completamente imóveis. Permaneça nessa posição de 5 a 20 minutos. A princípio é fácil cair no sono, mas com a prática é possível manter-se consciente o tempo todo, e dessa maneira, os nervos se acalmam, e você se sentirá mais relaxado e revigorado.

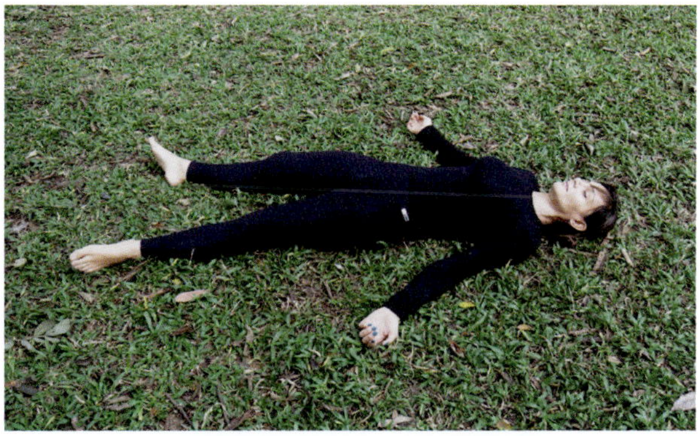

PRESCRIÇÃO DO TREINAMENTO

5

Ser forte significa ser desenvolvido de uma maneira completa e útil.

(Hébert apud McKeon et al., 2015)

O Treino Gaia tem como finalidade o desenvolvimento global das nossas capacidades humanas: das mais densas, inerentes ao corpo, às mais sutis, inerentes à mente.

É generalista, voltado à saúde e ao bem-estar integral. Não se contrapõe ao treino específico. Trabalhando as ineficiências de padrões de movimentos fundamentais e corrigindo-os, diminui-se o risco de lesões e torna possível o aumento do desempenho.

As atividades devem ser praticadas na natureza, fonte de cura, divertimento e bem-estar. É possível, entretanto, recriar esse ambiente utilizando recursos como materiais naturais ou, até mesmo, a imaginação, para, dessa forma, nos aproximarmos da nossa condição humana atávica. O objetivo é utilizar o corpo para aquilo que ele foi feito: função, expressão e arte, e não se limitar somente ao desenvolvimento atlético ou ao culto estético.

Numa prescrição, a funcionalidade é resultante de um programa de condicionamento físico adequado para que o corpo opere de maneira natural e eficiente.

A maior contribuição desse treinamento é a melhora nos padrões de movimentos. As capacidades coordenativas e as aptidões para movimentos, desenvolvidas por meio de técnicas, são o centro do processo da aprendizagem motora e base do treino geral, para posterior especialização. O desenvolvimento das capacidades condicionantes (resistência, força, velocidade, flexibilidade) será uma consequência da prática gradativa de movimentos, decorrente do aumento de volume, de intensidade e de complexidade dos exercícios. Dessa forma, torna-se possível o desenvolvimento de sistemas energéticos (D.S.E.): fosfagênio (ATP-CP), glicolítico (anaeróbio láctico – La) ou mitocondrial (aeróbio) e/ou a integração sistêmica metabólica para otimização da produção de energia e sustentação da capacidade funcional do corpo em movimento.

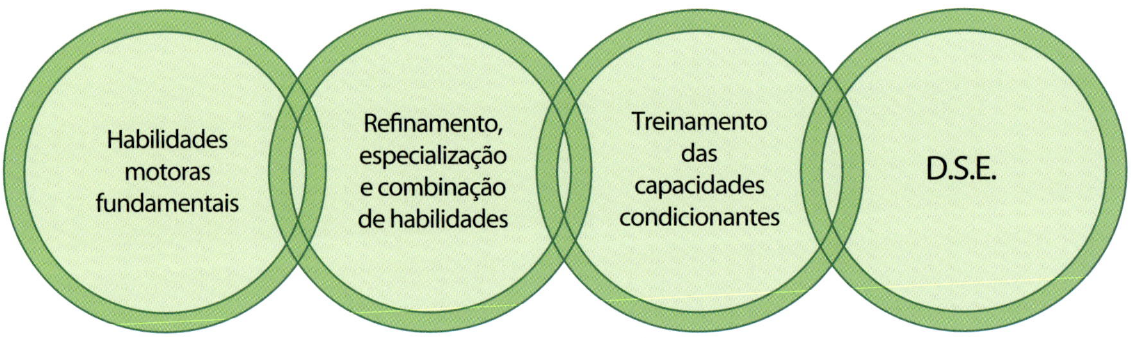

Sistemas energéticos

Sistema energético	Tempo de trabalho	Trabalho (intervalo)	Tipo de intervalo
ATP-CP	1 a 10 segundos	1:6 a 1:20	Repouso
ATP-CP e La	10 a 30 segundos	1:3 a 1:6	Atividade leve ou repouso
La	30 a 90 segundos	1:3 a 1:4	Atividade leve
La e Aeróbio	1,5 a 3 minutos	1:2 a 1:3	Atividade leve ou repouso
Aeróbio	> 3 minutos	1:1 a 1:3	Repouso

PLANEJAMENTO DE UM PROGRAMA GENERALISTA

Ao elaborar um programa de prescrição do Treino Gaia, é preciso incluir, de maneira equilibrada, todas as habilidades físicas locomotoras, estabilizadoras e manipulativas descritas no Capítulo 2, *Natureza do movimento*.

O treinamento geral deve proporcionar o desenvolvimento de uma ampla base motora, por meio de atividades variadas e motivantes que proporcionem um aumento qualitativo e quantitativo de mobilidade. É importante considerar o descanso (ativo e passivo) e as estratégias de recuperação (respiração, relaxamento, meditação), para que a atividade não seja mais um fator estressor do dia a dia, mas uma atividade nutritiva para o corpo e para a mente.

Deve haver adequação quanto ao desenvolvimento motor, aptidão física (resistência aeróbia, força muscular, flexibilidade das articulações e composição corporal) e objetivos.

Faz-se necessário avaliar o estágio de desenvolvimento motor em que o indivíduo se encontra: inicial, elementar ou maduro, lembrando que o nível motor pode ser diferente para cada habilidade fundamental. Crianças a partir dos 6 anos têm potencial para apresentar o estágio maduro, entretanto, a aquisição das habilidades não está relacionada apenas à idade, mas depende da variedade de experiências motoras, do indivíduo em si e do ambiente. O programa visa promover experiências para que o indivíduo aprenda ou reaprenda os movimentos básicos, combine-os e especialize-os.

Pode-se dizer que a frequência do treinamento geral orientado para o bem-estar tem maior impacto no desenvolvimento das aptidões físicas do que sua duração. O treinamento deve ser realizado com regularidade, sem aumento abrupto de intensidade e de volume. Deve ser introduzido segundo o método intervalado, de acordo com a resistência individual, com intervalos ativos ou passivos.

Para um treinamento eficiente, a intensidade deve estar entre 60% e 80% do consumo máximo de oxigênio, priorizando o volume e a variabilidade de movimentos – especialmente se aliado a um treinamento específico esportivo. O treino pode ser utilizado para obtenção, manutenção ou regeneração das aptidões físicas, de acordo com os princípios básicos de treinamento.

PRINCÍPIOS DE ADAPTAÇÕES BIOLÓGICAS

Sobrecarga

- *Carga eficaz, individualizada, crescente*: relação ideal entre estímulo, adaptação e sobrecarga.
- *Variação*: estímulos variados (intensidade, velocidade, frequência e/ou pausa nos exercícios, métodos de treinamento etc.) quebram a homeostasia.
- *Acumulação*: relação entre estímulo e compensação que se acumulam e geram adaptações fisiológicas contínuas até chegar ao desempenho máximo, ou a sua manutenção, de forma a evitar *overtrainning* ou supercompensação.

Ciclização

- *Progressão*: garante um treinamento seguro por meio de adaptações contínuas em intensidade, volume, instabilidade e complexidade.
- Periodização de sobrecarga e regeneração.

Especificidade

- Adequação ao desenvolvimento motor, nível das capacidades coordenativas e condicionantes e habilidades, estrutura física do praticante.

Proporcionalização

- *Formação geral versus específica*: o geral sempre antecede o específico.
- *Desenvolvimento versus componentes de desempenho*: relação ideal entre condicionamento, técnica, aspectos cognitivos e táticos.

MODELO PARA UM PLANO DE AULA ENVOLVENDO OS TRÊS PILARES

Etapa inicial (10 a 15 minutos)

Consiste em preparar o corpo e a mente para a atividade física e realizar um aquecimento geral.

- *NaturalMente*: exercícios respiratórios, técnicas de concentração e atenção; e/ou
- *BioEnergia*: *Yoga* – saudação ao Sol, sequência de força e equilíbrio; e/ou
- *Chi Kung*: série dos círculos, limpeza energética.

Etapa principal (30 a 45 minutos)

Consiste na prática das habilidades motoras a partir da seleção de movimentos ou da combinação deles, descritos no Capítulo 2, *Natureza do movimento*.

Parte 1

- Preparação de movimento, aquecimento específico, ativação neuromotora, ativação do *core*, prevenção de lesões.
- Treinamento do *core* (fortalecimento, mobilidade, estabilização, flexão, extensão, rotação, potência), *foot core* e *hand core* (fortalecimento, mobilidade, supinação, pronação, flexão, extensão, potência).

Parte 2

- Desenvolvimento técnico dos movimentos.

Parte 3

- Treinamento das capacidades condicionantes e desenvolvimento de sistemas energéticos.

Sugestões de estratégias a serem utilizadas em aula

- Séries e repetições (para treinamento de força, resistência de força, força máxima, explosiva).
- Treino contínuo (para treinamento da resistência aérobia cardiovascular por meio de movimentos cíclicos).
- Treino intervalado (por meio de movimentos cíclicos, com intervalo ativo ou passivo, seguindo a proporção adequada de trabalho: descanso para cada sistema energético).

- Movimentos complexos (por meio da combinação de 4 a 6 exercícios de mesma natureza, com o mesmo implemento, com pausa entre séries de 1:1).
- Circuitos (elaborar "estações" com a combinação de, no mínimo, 5 diferentes habilidades e movimentos, sem pausas durante o circuito, e máximo de 1 minuto em cada estação. A pausa ocorre depois de uma passagem completa e poderá ser repetida).
- Percursos (elaborar no mínimo 7 estações em que os movimentos serão executados uma única vez na passagem, de forma contínua; podem ser longos ou curtos).
- Desafios, brincadeiras ou jogos cooperativos.

Etapa final (10 a 15 minutos)

Consiste em técnicas de regeneração para esfriar o corpo, acalmar a mente e absorver energia.

BioEnergia

- *Yoga*: posturas específicas, sequência de energização e desintoxicação, sequência de relaxamento; e/ou
- *Chi Kung*: recolhimento no *Dantian* inferior, árvore, unindo o Céu e a Terra, limpeza energética.

NaturalMente: exercícios respiratórios, relaxamento, atenção, concentração, meditação.

REFERÊNCIAS

HANSON, R. *O cérebro de Buda*: neurociência prática para a felicidade. São Paulo: Alaúde, 2012.

IYENGAR, B. K. S. *A luz da yoga*. São Paulo: Pensamento Cultrix, 2005.

MCKEON, P. O. et al. The foot core system: a new paradigm for understanding intrinsic foot muscle function. *British Journal of Sports Medicine*, v. 49, n. 5, p. 290, 2015.

MENDONÇA, R. *Atividades em áreas naturais*. São Paulo: Instituto Ecofuturo, 2015.

NETO, A. R. N. Técnicas de respiração para redução do estresse em terapia cognitivo-comportamental. *Arquivos Médicos dos Hospitais da Faculdade de Ciências Médicas da Santa Casa de São Paulo*, v. 56, n. 3, p. 158-68, 2011.

SOARES, C. L. Georges Hébert e o Método Natural: nova sensibilidade, nova educação do corpo. *Revista Brasileira de Ciências do Esporte*, v. 25, n. 1, p. 21-39, set. 2003.

WEINECK, J. *Treinamento ideal*. São Paulo: Manole, 1999.

BIBLIOGRAFIA CONSULTADA

ACHARYA, A. A. *Yoga para saúde integral*. Brasília: Ananda Marga, 2012.

AMARAL, S. *Chi-Kung, a respiração Taoísta*: exercícios para o corpo e para a mente. São Paulo: Summus, 1984.

ANANDAMÚRTI, S. S. *Psicologia do yoga*. Brasília: Ananda Marga Yoga e Meditação, 2007.

ANDREWS, S. *Stress a seu favor*. São Paulo: Ágora, 2003.

BASIN, G. *A arte de se tornar*: a filosofia da alegria. São Paulo: Madras, 2003.

BERTAZZO, I. et al. *Cérebro Ativo*: reeducação do movimento. São Paulo: Sesc; Manole, 2013.

BOWMAN, K. *Move your DNA*: restore your health through natural movement. Carlsborg, WA: Propriometrics, 2014.

CANALONGA, W. *Cultivando a vida*: benefícios da prática regular do Tai Ji Quan e do Qi Gong. Rio de Janeiro: Mauad, 2011.

BROWN, C. *A Bíblia do yoga*. São Paulo: Pensamento-Cultrix, 2003.

DAMÁSIO, A. R. *O erro de Descartes*: emoção, razão e o cérebro humano. São Paulo: Companhia das Letras, 1996.

DARWIN, C. *A expressão das emoções nos homens e nos animais*. São Paulo: Companhia das Letras, 2009.

D'ELIA, L. *Guia completo de treinamento funcional*. São Paulo: Phorte, 2013.

DENYS-STRUYF, G. *Cadeias musculares e articulares*. São Paulo: Summus, 1995.

FERREIRA, J. E. R. *A importância do processo respiratório nas aulas de educação física e práticas esportivas*. *EFDeportes.com*, Buenos Aires, ano 10, n. 76, set. 2004.

GAIARSA, J. A. *Sobre uma escola para o novo homem*. São Paulo: Gente, 1995.

GALLAHUE, D. L. A classificação das habilidades de movimento: um caso para modelos multidimensionais. *Revista da Educação Física/UEM*, Maringá, v. 13, n. 2, p. 105-11, 2.sem. 2002.

GALLAHUE, D. L.; OZMUN, J. C. *Compreendendo o desenvolvimento motor*: bebês, crianças, adolescentes e adultos. São Paulo: Phorte, 2005.

GUISELINI, M. *Aptidão física, saúde e bem-estar*: fundamentos teóricos e exercícios práticos. São Paulo: Phorte, 2004.

GODTSFRIEDT, J. *Método natural de Hébert*: uma breve revisão de conceitos e aplicações. *EFDeportes.com*. Buenos Aires, v. 14, n. 142, mar. 2010.

HERMÓGENES, J. *Autoperfeição com hatha yoga*. Rio de Janeiro: Nova Era, 2005.

YVENGAR, B. K. S. *Light on prāṇāyāma*. Londres: George Allen & Unuvin, 1981.

JUDITH, A. *Rodas da vida*: um guia para você entender o sistema de chakras. Rio de Janeiro: Nova Era, 2010.

LOVELOCK, J. E. *Gaia*: um novo olhar sobre a vida na Terra. Rio de Janeiro: Edições 70, 1989.

LOWEN, A. *Bioenergética*. São Paulo: Summus, 1982.

LUCARELLI, P. R. G. *Análise cinemática da articulação do joelho durante a marcha hemiparética*. 2004. 113 f. Dissertação (Mestrado em Ciências) – Faculdade de Medicina da Universidade de São Paulo, São Paulo, 2004.

MAGILL, R. A. *Aprendizagem motora*: conceitos e aplicações. São Paulo: Edgard Blücher, 1984.

MATURANA, H.; VERDEN-ZÖLLER, G. *Amar e brincar*: fundamentos esquecidos do humano. São Paulo: Palas Atenas, 2004.

McConnell, A. *Treinamento respiratório para um desempenho superior*. Barueri: Manole, 2013.

Palma, R. *Manual de Chi Kung somático*. São Paulo, 2010.

Ribas, G. C. Considerações sobre a evolução filogenética do sistema nervoso, o comportamento e a emergência da consciência. *Revista Brasileira de Psiquiatria*, v. 28, n. 4, p. 326-38, 2006.

Robergs, R. A.; Roberts, S. O. *Princípios fundamentais de fisiologia do exercício para aptidão, desempenho e saúde*. São Paulo: Phorte, 2002.

Rosenfeld, S. *O que é meditação?* Rio de Janeiro: Nova Era, 2002.

Silverthorn, D. U. *Fisiologia humana*: uma abordagem integrada. 2. ed. Barueri: Manole, 2003.

Soares, C. L. Natureza, vida ao ar livre e educação física no início do século XX: fragmentos da obra de Georges Hébert. In: Congresso Brasileiro de Ciências do Esporte, 13., 2003, Caxambu. 25 anos de história: o percurso do CBCE na Educação Física brasileira. *Anais*... Caxambu: Colégio Brasileiro de Ciências do Esporte, 2003.

Viel, E. *A marcha humana, a corrida e o salto*: biomecânica, investigações, normas e disfunções. Barueri: Manole, 2001.

Sobre o Livro
Formato: 21 × 28 cm
Mancha: 15 × 21,5 cm
Papel: Couché 90g
nº páginas: 128
1ª edição: 2016

Equipe de Realização
Assistência editorial
Liris Tribuzzi

Assessoria editorial
Maria Apparecida F. M. Bussolotti

Edição de texto
Gerson Silva (Supervisão de revisão)
Jonas Pinheiro (Preparação do original e copidesque)
Iolanda Dias e Roberta Heringer de Souza Villar (Revisão)

Editoração eletrônica
Évelin Kovaliauskas Custódia (Capa, projeto gráfico e diagramação)
Douglas Docelino (Ilustrações)

Fotografia
Estela Bonato e Fábio Andrade (Fotografias)
Rubinho Castro, Cilene Sophya Santos e Rafael Bogoni (Modelos)

Impressão
Edelbra Gráfica